U0194279

健脑饮食

POWER FOODS
FOR THE BRAIN

AN EFFECTIVE 3-STEP PLAN
TO PROTECT YOUR MIND AND STRENGTHEN
YOUR MEMORY

[美] 乔尼尔·巴纳德（Neal Barnard）———— 著

温旻————译

华龄出版社
HUALING PRESS

图书在版编目（CIP）数据

健脑饮食 / (美) 乔尼尔·巴纳德 (Neal Barnard)
著；温旻译 . -- 北京：华龄出版社，2023.2
ISBN 978-7-5169-2427-3

Ⅰ.①健… Ⅱ.①乔… ②温… Ⅲ.①脑—保健—饮
食营养学 Ⅳ.① R151.4

中国版本图书馆 CIP 数据核字 (2022) 第 239901 号

Title: POWER FOODS FOR THE BRAIN: An Effective 3-Step Plan to Protect Your Mind and Strengthen Your Memory, By Neal D. Barnard, M.D.
Copyright © 2013 by Neal D. Barnard, M.D.
Recipes Copyright © 2013 by Christine Waltermyer and Jason Wyrick
This edition arranged with DeFiore and Company Literary Management, Inc. through Andrew Nurnberg Associates International Limited

北京市版权局著作权合同登记号 图字：01-2022-6929 号

策划编辑 颉腾文化

责任编辑 鲁秀敏   **责任印制** 李末圻

书　　名	健脑饮食		
作　　者	[美]乔尼尔·巴纳德 (Neal Barnard)	译　者	温　旻

出　版
发　行　华龄出版社 HUALING PRESS

社　　址	北京市东城区安定门外大街甲 57 号	邮　编	100011
发　　行	（010）58122255	传　真	（010）84049572
承　　印	北京市荣盛彩色印刷有限公司		
版　　次	2023 年 2 月第 1 版	印　次	2023 年 2 月第 1 次印刷
规　　格	640mm×910mm	开　本	1/16
印　　张	13.5	字　数	163 千字
书　　号	978-7-5169-2427-3		
定　　价	69.00 元		

我希望这本书能让读者对重要的健康问题有全新的了解，并且让各位读者了解应对这些问题的方法。在我们开始进入正题之前，请让我提出两个必须注意的重点：

先去看医生。出现记忆力问题可不是小事。对记忆力进行恰当的评估和保健十分重要。此外，我鼓励有此问题的读者在做出饮食改变之前先与医生沟通。这并不是因为改变饮食必然存在风险。与之相反，调整膳食是一个好主意。但是正在用药的人，例如，在用药的糖尿病或者高血压人群在改变饮食的时候往往需要调整所用的药物。有的时候，这些人能够完全停止用药。然而，请勿自作主张。如果身体的情况允许，请与医生沟通后减少或者停止使用药物。

除此之外，在开始新的身体锻炼项目之前，请与医生沟通。如果你久坐不动、有严重的健康问题、体重骤减或者年龄超过 40 岁，请让医生检查你现阶段是否具备身体锻炼的条件，并确定恰当的运动量和频次。

获得全面的营养。本书介绍的饮食方式有可能改善你的总体营养水平，甚至还可能对身体健康产生特定的益处。尽管如此，你还是应该确保摄入全面的营养。请仔细阅读第 10 章的内容。尤其是要确保服用综合维生素或者确保食物中有其他可靠的维生素 B12 来源，例如，营养强化的谷物或者营养强化的豆奶。维生素 B12 对神经和血液的健康至关重要。

致谢 ▶

这本书是在众人的帮助之下才最终撰写完成的，我想表达的感谢成千累万。首先，我要感谢我们的研究团队和同事们，他们年复一年的工作累积成了健康和营养的基本理念，他们的名字是：医学博士马克·斯克拉（Mark Sklar, MD）、医学博士安德鲁·尼科尔森（Andrew Nicholson, MD）、博士加布丽埃勒·特纳（Gabrielle Turner-McGrievy, PhD）、医学博士乔舒亚·科恩（Joshua Cohen, MD）、医学博士卡维塔·拉贾塞哈尔（Kavita Rajasekhar, MD）、医学博士乌尔卡·阿加瓦尔（Ulka Agarwal, MD）、博士骏内美晴（Suruchi Mishra, PhD）、博士保罗·波彭（Paul Poppen, PhD）、理学硕士、工程师苏珊·莱文（Susan Levin, MS, RD）、博士贾旭、博士希瑟·卡切尔（Heather Katcher, PhD）、工程师莉萨·格勒德（Lisa Gloede, RD）、医学博士欧内斯特·诺布尔（Ernest Noble, MD）、整体健康认证顾问吉尔·埃卡特（Jill Eckart, CHHC）、工程师安伯·格林（Amber Green, RD）。

我在此还要感谢许多在其他研究中心工作的研究人员。他们的工作揭示了食物对人体健康的总体影响，尤其是对大脑健康的影响。特别感谢拉什大学医学中心（Rush University Medical Center）的理学博士玛莎·克莱尔·莫里斯（Martha Clare Morris, ScD），她艰苦地工作开辟了保护大脑的新的可能性；多伦多大学（University of Toronto）的医学博士戴维·詹金斯（David J.A. Jenkins, MD, PhD）仍在推动开创性的营养研究，无数人将从中直接获益。

克里斯蒂娜·沃尔特迈耶（Christine Waltermyer）和贾森·韦瑞

克（Jason Wyrick）用丰富的烹饪技巧将本书中的科学理念转变成了绝妙的食谱。医学博士约翰·麦克杜格尔（John McDougall，MD）和玛丽·麦克杜格尔（Mary McDougall）一路以来回答了许多问题，他们是源源不断的灵感和信息源泉。

特别感谢各位医生、科学家和其他审批了本书手稿的人们：医学博士劳伦斯汉森（Lawrence A. Hansen，MD）、医学博士埃里卡·德赖弗－邓克利（Erika D. Driver-Dunckley，MD）、博士特拉维斯·邓克利（Travis Dunckley，PhD）、医学博士霍普·费多森（Hope Ferdowsian，MD）、高级执业注册护士卡罗琳·特拉普（Caroline Trapp，APRN），还有理学硕士伊迪·布罗伊达（Edie Broida，MS）、工程师布伦达·戴维斯（Brenda Davis，RD）、道格·霍尔（Doug Hall）、林恩·莫勒（Lynn Maurer）、吉利恩·吉布森（Jillian Gibson）等。

感谢医学博士埃尔斯沃恩·韦勒姆（Ellsworth Wareham，MD）和医学博士杜安·格拉沃利纳（Duane Graveline，MD）与我分享他们的经验。我从他们的智慧中获益颇丰。感谢卡埃尔·克罗夫特（Cael Croft）绘制的出色的插图。感谢格拉摩根大学（University of Glamorgan，Wales）的博士克里斯·埃文斯（Chris Evans，PhD）用他的历史知识为本书增色添彩。

十分感谢我的编辑戴安娜·巴罗尼（Diana Baroni）和我的文学代理人德布拉·戈尔茨坦（Debra Goldstein）的大力支持与她们丰富的专业知识，在将理念和想法转变为增进健康的有形工具这一过程中，她们功不可没。

最后，我要感谢美国责任医师协会（Physicians Committee for Responsible Medicine，PCRM）的每一位同仁，感谢她们在传播健康知识方面无尽的创新和不懈的付出。

前言 ▶

"他们不算整洁，也不太干净的样子……他们演奏的时候总是烟不离手，边吃边聊。他们还假装彼此打来打去。他们转过身，背对观众，对观众大喊，会在听到观众席私人之间的笑话时笑出声。"[1]

1961年，当布赖恩·爱泼斯坦（Brian Epstein）第一次在利物浦俱乐部里见到披头士乐队（The Beatles）时，是这样形容他们的。这个组织散漫的四人组合并没有引起英国任何一家唱片公司的兴趣，也没有引起近在咫尺的众人的一丁点儿兴趣。

是的，他们邋里邋遢。不过，他们有活力、有吸引力、有动力，而且胸怀壮志。他们不识谱，但是他们有令人难以抗拒的声音。虽然爱泼斯坦从未管理过乐队，但是他让这四人加入自己麾下，决心助他们走上成功之路。爱泼斯坦把他们带到一名裁缝那里，甩下40英镑。一进一出，原本的皮夹克和牛仔裤变成了合身的西装，也是时候换个新发型了。禁止在舞台上吃东西、吸烟或骂人，并且要在演出结束时向观众鞠躬。爱泼斯坦安排演出和宣传，确保每个人都得到相应的报酬。

在不到9个月的时间里，披头士乐队的一首歌曲就进入了英国流行音乐排行榜，大放异彩。不到两年，他们就征服了全世界。

我之所以说这些，是因为在你的大脑里也存在难以控制的需求、欲望、动力和野心。你的"早期披头士"深藏在你的大脑之中，就在一个叫作下丘脑的地方。这个和坚果一样大小的器官是饥渴、性和愤怒的所在。如果说这里缺点儿什么的话，那就是管理。当你出生的时候，你的下丘脑已经表明了它的需要。但那时你所能做的只是号啕大哭，还有挥舞你的小胳膊、小腿儿。

在你的大脑外层也住着一位属于你的"布赖恩·爱泼斯坦"。这位管理者就在你的大脑皮层。它带着你衣衫不整、邋遢不堪的自我及其所有的欲望、动力和抱负，把事情变得井井有条。它帮助绝望的下丘脑耐心地等待食物。它解决你的问题，引导你更有效地获得你想要的结果，而不是跺着脚着急。随着岁月的流逝，你的管理者逐渐成熟，发展出越来越复杂的方法以满足你的需要和喜好。

1967 年 8 月 27 日，披头士乐队有 18 首歌曲高居排行榜前列。他们备受欢迎，事业如日中天，可布赖恩·爱泼斯坦的死改变了一切。去世时，他年仅 32 岁。对披头士乐队来说，这是结束之始。这几个人开始语无伦次地吵来吵去，没有人来给他们裁决定案。充斥着分歧的时间又漫长又痛苦。没有了舵，披头士乐队失去了音乐的凝聚力。他们渐行渐远，最终这个有史以来最成功的音乐团体解散了。乐队成员各奔东西。

在你的大脑里，你宿命般的 8 月 27 日即将来临。正当你的知识和经验达到最佳状态，你的家庭生活或许还有你的经济保障最终建立起来的时候，那正是你面临失去你的布赖恩·爱泼斯坦——大脑中的管理者的风险的时刻。如果发生这种情况，你会发现你记不住东西或很难条理清晰、逻辑严谨地思考。你大脑中的管理者丧失功能的那一天，就是生命结束的那一天。

这是一本关于让你大脑中的管理者保持健康的书。这本书的主题是关于记忆力和保持头脑清晰的科学道理，以及如何终生保持头脑清晰和记忆完整的方法。

我脑子里发生了什么?

一开始只是偶尔的失误。你忘记了一个名字或一个你非常熟悉的词,你就是怎么都想不起来了。后来,这种事再次发生,你开始怀疑到底是出了什么问题。也许是因为你过于劳累或压力太大,好好睡一觉一切就会恢复正常。

但是,不止这样,记忆问题影响了很多人。至少可以说,记忆力不佳让很多人忧心忡忡。也许不仅仅是记忆力。有时候你可能会觉得你思考问题不像以前那么思路清晰了。

而且,有时认知问题会非常严重。在75~84岁的美国人中,有1/5的人患有老年痴呆症。85岁以后,几乎一半的人都会受到老年痴呆症的影响。同样可怕的还有中风。中风能使人失去说话、行动和思考的能力。

在对于未来的所有担心之中,失去心智能力的可能性最让人难以接受。我们努力工作、建立家庭、获得财富,最终总算有时间放松并且享受生活了;然而,如果这时开始丧失记忆,那么我们所珍视的一切都会随之离我们远去。

失去记忆和智力相当于剥夺了人至关重要的能力。我们会逐渐与家庭疏离,渐行渐远。我们和家人一起经历过的事情被一点点抹去。在实际情况中,这一过程往往会持续数年,最终会拖累我们的家庭,并且在日复一日中使家人身心俱疲,还会平添经济上的负担。

你不得不忍受糟糕的记忆力带来的不便,而且记忆力欠佳会成为你"生活中的一部分"。这可不是变老的必然一步。想象一下,在你有生之年的每一天都拥有精准的记忆力、良好的注意力并且思维敏捷,那样该多好。你的头脑能够保持清晰和强健,而不会在老年时陷入记忆问题的泥沼之中。

多年以来，我们的研究团队一直研究食物在健康中所扮演的角色。我们研究出了一种控制糖尿病的饮食方法，这种饮食方法比以前的饮食方法更有效，有的时候甚至可以使疾病从根本上消失。

我们根据不同工作场所和医生看诊开方的需要制定了饮食计划，旨在帮助人们改变饮食从而改善健康状况。就在我们进行研究时，其他研究团队也在进行大脑方面的研究。这类研究还涵盖了特定的营养因素如何影响阿尔兹海默症、中风和其他严重的大脑问题的风险，以及食物对更多的日常认知问题的惊人作用。

芝加哥拉什大学医学中心的研究人员对成千上万的人进行了追踪研究，梳理出终生保持健康和思维敏捷的人与相反群体之间的区别。研究人员发现，特定的饮食和生活方式是产生区别的关键。美国、欧洲和亚洲的其他研究人员对保护或攻击大脑的特定营养素进行了详细研究。与此同时，通过新的大脑扫描技术，研究人员能够以前所未有的方式研究活人的大脑，以了解大脑功能。这在几年之前还是无法实现的研究方式。一些特殊的测试已经揭示出哪些人会随着时间的推移而面临认知风险。

在研究过程中逐渐明确的一点是，我的研究团队所发现的可以促进身体健康的饮食改变，与其他研究人员发现的对大脑健康至关重要的饮食特点惊人的相似。特定的食物和饮食方式对大脑具有强大的保护作用。

除此之外，人们还可以通过一些方法来锻炼大脑。大脑在经过一段时间的锻炼之后，脑细胞之间的关联会增强。实际上，简单的运动就可以抵消大多数人随着年龄的增长而出现的大脑萎缩。

人们迫切地需要了解这些发现，这就是我写这本书和开发这个教程的原因。其实，我们比以往任何时候都更了解我们的记忆是如何运作的，以及记忆问题的原因，然而，目前大多数人对此一无所知。虽然大多数人可能对如何预防肺癌和如何降低心脏病发作的风险非常了解，但是大多数人没有认识到保护大脑也是自己能力范围可及的事情。

通过一些简单且效果明显的方法就可以保护自己的大脑，现在开始吧。本书将展示如何将书中的信息付诸实践，并且帮助大家保护记忆力和大脑。

保护大脑的三个步骤

利用研究结果并不困难。以下三个步骤可以保护你的大脑。

第一步：使用能量食品为大脑提供所需的营养。我们将根据以下三点来选择食物：

首先，远离日常食物和水中的毒素。出乎意料的是，毒素十分常见，知道毒素的所在并且知道如何避免摄入毒素极为重要。

其次，有些天然脂肪对大脑功能至关重要，而有些天然脂肪则对大脑有害。我们将区分它们，并且找出这些脂肪隐藏在日常饮食的哪些地方。正确的脂肪比例可以帮助脑细胞达到最佳的工作状态。

最后，某些维生素可以清除自由基和其他可能损害脑细胞的化合物。我们将了解哪些食物和补充剂可以提供人体所需的营养。首要的事情是制定健康的饮食菜单。毕竟，一天之中的每分每秒，脑细胞都处在人们通过食物摄取的营养或毒素之中。

第二步：你知道你可以锻炼自己的大脑吗？简单的脑力练习可以增强大脑内部的关联。

这些练习非常简单、有趣而且作用明显。我会帮助你制定一个达到最佳状态的计划。

体育锻炼也具有强大的作用。锻炼不仅仅可以增强心脏，对大脑也有同样的作用。体育锻炼的效果十分显著。MRI 扫描可以在较短的时间内显示出锻炼前后大脑结构的明显差异。本书将带你了解哪些锻炼对大脑最有帮助及其背后的原因。

第三步：这一步应该做的是，消除威胁记忆力的常见物理因素，并保护和增强脑力。你应该解决两个具体问题：睡眠中断及某些药物和疾病。

睡眠对于整合记忆至关重要，许多认知问题归根结底都是常见的睡眠中断引起的。本书将介绍如何纠正这一问题，以便你可以利用好睡眠的整合作用。

常见的药物和疾病可能会扰乱人的思维过程，有时甚至会因此被误认为是患了阿尔兹海默症。直到确定病因，才使人恍然大悟。我将向各位读者展示常见的罪魁祸首列表——这一结果可能令人惊讶，以及如何应对此类问题。

无论你的目标是简单地提高脑力、消除日常失误，还是降低患阿尔兹海默症和中风的风险，你都应该将这些简单的步骤逐一付诸实践，这样你就可以长期保持最佳状态。按照我提供的建议，还有我分享的菜单计划和美味的食谱来执行大脑增强策略十分便捷易行。

做出改变的时候到了

数以万计的家庭对未来深怀忧虑。在华盛顿特区的乔治华盛顿大学医学院（George Washington University School of Medicine）接受神经病学和精神病学培训期间，我第一次遇到觉得自己的思想和神经系统已不属于自己的患者。有些人死于阿尔兹海默症引起的严重记忆丧失。还有一些人中风了。另外一些人则表现出由多发性硬化症或其他疾病引起的进行性神经症状。我们对此几乎是束手无措，而且不知道如何阻止这些问题发生。

即便如今，包括许多医生在内的大多数人，仍未了解你将在这本书中读到的方法。尽管为了减缓冲击性记忆问题的药物几乎毫无用处，但是很少有医生和患者了解营养素的强大作用的新研究。大多数人不知道进餐时间的选择会产生什么影响。

这本书改变了这一点。事实上，我们可以做很多事情来防止记忆减退，对于只是想保持在最佳状态的人来说更是可以最大限度地提高日常大脑功能。

简单地改变一些选择就可以增强和保护大脑，更好地补充能量、改善睡眠，以及促进整体健康。本书会引导各位读者学习如何去做。

科学因辩论而繁荣

不久之前，有人给了我一本关于在野外环境中如何生存的书。这本书颇有裨益。书中指出，如果你碰巧漂到了某个遥远、人迹罕至的岛屿上，那么一个野生的马来苹果可以放心地拿来充饥，而潘吉树的果实则可能会让你一命呜呼。如果你找到一个普通的草莓，那么想必会很好吃，但一个看起来和草莓很像的蛇莓则有毒。能够区分致命的豹纹菌盖与可食用的树妖马鞍蘑菇非常重要。在读了几页后，我意识到我不知道在书中列举的那些环境中该怎么办，并且很感激街对面有一家杂货店。

营养可能令人感到困惑，因此不同的人以不同的方式做出自己的解释。谈到食物和大脑的研究时，科学家们各有主见。有些人想静观其变，不想在现阶段就给出改变饮食的建议。他们认为需要更多的研究才能做出明确的表态。包括我在内的另一些人则认为等待是一种奢侈。我们不能继续等了。如果你正在计划今天的晚餐，那么你正在增加变好或者变差的可能性。你需要了解现阶段已知的最佳选择。本书的内容十分有效，而且很容易付诸实践。至少比学会识别潘吉树的果实更容易。

副作用全部有益

当你将本书的内容用于保护自己的大脑时，你或许会发现不仅感觉自己头脑敏锐，还会发现体重秤上的数字一天比一天让人开心。你的胆固醇和血压可能会有所改善，而且如果你患有糖尿病，那么病情也可能会好转。如果你患有关节炎或其他慢性疼痛的疾病，你可能会注意到疼痛逐渐减轻。这就是健康饮食的力量。

我希望通过实践本书的内容，你不再担心自己的记忆力，也不再需要费力思考到嘴边却说不出来的词，而是想着怎么找一些更有难度的智力游戏，打电话给你清楚地记得名字的老同学，计划下一次穿越落基山脉的徒步旅行。

我希望你享受最好的健康和一切能带给你健康的食物。

为方便读者拓展阅读和深入研究，本书配有详尽的参考文献资料和与第 12 章相对应的更多菜谱，有需要的读者可自行扫码免费获取相关资源。

参考文献及更多菜谱

目录 ▶

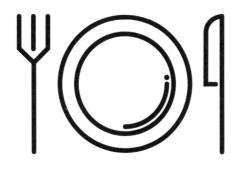

导言

01 ——————————— 第1章
记忆清晰，大脑灵活

在我以前写的关于健康和营养的书中，我将我的团队和其他人的研究成果转化为具体步骤，帮助人们克服糖尿病、高胆固醇、慢性疼痛及其他健康问题。然而，这本书并没有从我们团队的研究开始讲起，而是始于我的家人。

我外祖父是艾奥瓦州一个小镇的医生，当时上门看诊和处理在家分娩还是医生的日常工作。我的外祖父的饮食和家里其他人一样是典型的艾奥瓦州饮食，也就是说肉和土豆吃得多，绿色蔬菜和水果吃得少。在健康保险问世之前，患者们不是每次都有钱支付我外祖父的诊费。所以当时的人们经常用鸡或一大块牛肉作为诊费。

大约在我的外祖父60岁的时候，他第一次心脏病发作。那之后不久，他的行为开始发生变化。他不再是头脑清楚的外祖父了。有时他出门去散步，走着走着似乎忘了自己究竟要去哪里。当他在繁忙的街道上徘徊时，往来的汽车不得不停下来。偶尔，开车的人认出了他，会把他送回家。随着时间的推移，情况变得更糟了，他变得有攻击性，后来被送进了医院。最终，又一次心脏病发作永远地带走了他。

我们无从知晓我外祖父的健康问题是由于阿尔兹海默症、多次中风还是其他什么原因引起的。他的妻子——我的外祖母，寿命更长，但她的记忆也出现了问题。"读报纸的时候，当我读到一篇文章的结尾时，我已经忘记了开头说的是什么。"我的外祖母告诉我。那些零零散散的记忆缺口聚在一起变成越来越大的深洞，让我的外祖母无法逃脱。自此每况愈下，她患上了严重的痴呆症。

我的祖父祖母也没逃脱这种不幸的命运——逐渐陷入越来越严重的认知问题，后来更是严重到对外部环境几乎没有反应。在离世之前，他们就以这样的状态生活了好些年。

时光飞逝，我进入了医学院。从医学院毕业不久之后，我就开始担心我母亲的状况。当时她的记忆力很好，问题出在她的胆固醇上。她和我父亲住在北达科他州的法戈，在那里他们和自己的5个子女采用的是典型的中西部饮食，这种饮食的结果显示在了她的胆固醇检测结果上。

本来改变饮食会对我的母亲有用，但对我固执的妈妈来说，这是一件艰难的事情。直到她的私人医生说不改变就要让她终身服用降胆固醇药物了，她才决定在饮食上做些改变。值得称赞的是，她确实做到了，抛弃了高胆固醇的肉类、乳制品、蛋类和油腻的食物。在复诊之前，她坚持了7周的素食饮食。她的医生无法相信这种变化。我母亲的胆固醇结果下降了近80点，她的医生觉得这个结果一定是实验室里的某种错误造成的！但是，这7周饮食改变的效果是真的，我母亲完全不再需要药物了。

我母亲继续保持健康的饮食习惯，并诱使我父亲也养成了较为健康的饮食习惯。在家庭聚会上，我和母亲准备了有益健康的食物。不过我们家其他人习惯了不太健康的北达科他州传统饮食，我和我母亲在全家一起用餐时要费很大劲儿拒绝其他家庭成员端来的食物。

后来，我的父母都住进了养老院。那时的养老院里不注重提供健康的饮食。养老院的管理层认为，处于"黄金岁月"的人们对健康饮食没有兴趣，每顿饭的菜单上都有肉制品和奶酪制品。我的父母很快又退回到了不健康的饮食中。我的母亲和父亲开始不加选择地吃面前的任何食物。

我母亲的胆固醇又飙升了。随着时间的累积，她有一条通往大脑的颈动脉出现了严重的堵塞。她开始抱怨自己记忆力减退。

我父亲也开始出现记忆问题。随着病情的加重，他做了一系列的医学检查，但是没有检查出任何可以治疗的病因。他的痴呆症日渐恶化，最终他变得面无表情，几乎不说话，也不动。

我家的问题都是遗传造成的吗？或者是家里习以为常的中西部饮食造成的？也许是因为缺乏锻炼？还是，他们缺乏保护大脑的重要营养素？

那时，我们对如何保护大脑毫无头绪。即便如今，大多数人——包括许多医生在内，也从未学习过支持大脑功能和降低记忆减退风险的营养知识或者锻炼方法。这正是我写本书的原因。

下面我会快速概述一下本书的内容。

大脑中的连接

你有没有想过自己是如何记住一个名字、一张脸、一个事实或一首歌的？或者你的大脑是如何保存骑自行车或者开车所需的所有协调运动，使其习惯成自然的？我们是如何记住自己家或家周围的布局的？

当大脑要保存新的记忆时，它不会为此创造出一个新的脑细胞，也就是神经元来保存记忆。与之相反，它会在脑细胞之间建立新的连接——突触。或者，大脑会加强现有的连接。因此，一座原本只可以容下一两个行人的、摇摇晃晃的单行道窄桥就变成了双车道桥梁、四车道桥梁或八车道大桥。

你的大脑正在吸收你的经验，理解这些经验，然后决定留下哪些，丢弃哪些。大脑留下重要的事件和重要的情感瞬间，而今天的天气预报、餐厅的电话号码及电影放映时间都会被放入回收箱。

睡眠在这个过程中起着至关重要的作用。大脑在你睡眠的时候整合记忆——仔细地将纷杂的记忆归档，以便你日后检索。

不幸的是，我们的大脑回路并不强健。大脑回路很容易因缺乏某些营养素、睡眠不足或药物的副作用而运作不畅。有时突触会断裂。你可能很难在大脑的记忆库中找到一个名字或一个词，要是你能想起来该多好。对于有些人来说，这类记忆问题会变得很严重。

记忆衰退

如果你的记忆断断续续或者出错会怎么样？如果你的记忆频繁出现问题该怎么办？

当这种情况发生在你身上的时候，很重要的一点是要知道有很多意料之外的事情会破坏你的记忆并使你的思维变得混乱——通常这类问题不难确定也容易治疗，有时就像纠正睡眠习惯一样简单。许多人长期处于睡眠不足的状态，然而自己对此一无所知。长期睡眠不足对记忆功能有显著的影响。

此外，有时可能是你正在服用的药物的问题。正如我们将在第9章中读到的，一些常见的药物有可能会破坏你的大脑灰质。有时，一种药物单独使用不会引起任何问题，但与其他药物一起使用就会引发各种问题。

还有许多病症会影响大脑，从维生素缺乏到甲状腺问题。因此，进行医学评估必不可少，我还会告诉你需要注意的事项，以便纠正。

轻度认知障碍

如果你的记忆问题持续存在并且找不到原因，那么医生会将此类问题归为轻度认知障碍（mild cognitive impairment）。轻度认知障碍指的是你在其他方面做得很好——你能够社交、照顾自己、享受生活，但是你的记忆和思维不如以前那么敏锐。在支付账单或计算支票簿上的数字时，你可能会有点慢，而且你可能会忘记去干洗店取衣服，也可能会记不清一些名称和词语。你还可能在解决问题、预先计划或集中注意力方面麻烦不断。

如何判断轻度认知障碍是否会变得更严重呢？答案是，初期无法判断。只有随着时间的推移，答案才会变得清晰。医生会想要跟踪你之后的表现。医生可能会给你一些简单的测试，例如，让你记住一个名字和地址——约翰·史密斯，住址是斯普林菲尔德的果园街，然后在几分钟后回忆是否还记得。或者医生可能会给你展示3种常见的物品——如1支钢笔、1个订书机和1本书，然后将这些物品放在房间里，要求你稍后记住每个物品及其位置。医生所关注的是你学习和掌握新信息的能力，因为这能够表明未来出现更严重问题的可能性有多大。[1] 有时，做完这些快速测试后再做更正式的测试，这些测试可以根据需要的频次重复做。有一些研究人员增加了特殊检测，试图预测哪些人可能会患上阿尔兹海默症。研究人员抽取脊髓液样本，然后在其中寻找两种蛋白质，这两种蛋白质被称为 β－淀粉样蛋白42（beta-amyloid 42）和 tau 蛋白（tau 是希腊字母，相当于英语中的字母"T"）。[1] 低水平的 β－淀粉样蛋白42表明与阿尔兹海默症有关的 β－淀粉样蛋白已沉积在大脑中。高水平的 tau 蛋白表明神经元已受损。

研究人员使用 MRI 或其他扫描方法，可以寻找大脑萎缩（特别是大脑中海马体部分）、大脑活动减少或者淀粉样蛋白沉积在大脑中的迹象。

如果你有轻度认知障碍，那么你需要尽力通过本书接下来介绍的方法和步骤来恢复功能并防止进一步发展。治疗轻度认知障碍的研究并不如我们所愿，目前还不够多。即便如此，还是有几项研究让人感到乐观。在牛津大学（University of Oxford），3 种简单的 B 族维生素被证明对一些轻度认知障碍的人有显著作用，可以防止大脑萎缩和保护认知功能。[2] 本书第 5 章会提供更多详细信息。本书第 6 章中会介绍一种特殊的认知训练，这些训练可以帮助人们增强记忆力。[3] 这只是举几个简单的例子。我强烈建议读者尽可能地充分利用本书介绍的实践内容。

弗朗西丝和玛丽·卢

弗朗西丝（Frances）和她的妹妹玛丽·卢（Mary Lou）出生在威斯康星州的密尔沃基，并在那里生活了一辈子。她们从父母那里继承了一家大型的杂货商店，并一直在那里工作，过着舒适的生活。

她们两位均报告说，在 60 岁左右的时候感觉不如以前那么敏锐了。对于玛丽·卢来说，她的具体表现是在记忆问题方面，而且随着时间的推移她的情况更糟了。她发现自己经常会忘记别人的名字，有时会记不起常见物品的名称。她还发现自己不再像小时候那样擅长数学，也无法集中注意力。或多或少地出于这些原因，她退休了。随着时间的流逝，她发现这些问题很烦人，她的医生把这些问题归为轻度认知障碍，不过她的问题没有进一步恶化为阿尔兹海默症，而且她仍然住在已经生活了 40 年的房子里。

弗朗西丝的情况则不同。她也注意到记住名字需要的时间更长了，但她完全没发现其他问题，甚至连记忆名字变慢的情况也没变得更糟。现在她80多岁了，仍然在家族商店做同样的工作。

稍后，我们会探究导致这两位女性情况不同的原因。

阿尔兹海默症

许多有轻度认知障碍的人会发展成阿尔兹海默症，不过并非所有人都会如此。正如我们所见，老年痴呆症在老年人中极为常见。其实，我们现在正处于阿尔兹海默症研究的转折点上——出现了似乎能降低阿尔兹海默症发展可能的强大工具。遗憾的是，对已经患有阿尔兹海默症的人的治疗方法并没有突破，但是研究发现了有效的阿尔兹海默症预防策略，我将在接下来的几章中为大家介绍。

阿尔兹海默症发病时会攻击大脑的学习、记忆、推理和语言中心。[1] 以下是常见症状：

- **学习和记忆新事物困难。**
  和以前相比，可能会经常放错个人物品。可能会反复问同样的问题，或者在原本熟悉的路线上迷路。
- **推理、判断或者解决问题的能力变差。**
  在做出决定、计划活动、处理日常财务或者采取常规措施保护自己这些事情上变得更加困难（例如，在过马路之前注意交通情况）。
- **视觉空间能力变差。**
  可能无法识别人脸或使用简单的物品，或者发现穿鞋、扣纽扣等这些日常操作变得困难。

- **丧失语言技能。**

你可能会有口难言，阅读和写作也可能会变得困难。

- **性格改变。**

可能会变得容易烦躁、激动，也可能最终变得无动于衷。

阿尔兹海默症不同于轻度认知障碍，其引起的认知问题不仅仅是麻烦的事情，而且干扰日常活动。为了诊断，医生会检查至少两种上述症状。通常，这些变化是不知不觉发生的，与中风、创伤或感染引起的较突然的认知问题不同。

在诊断阿尔兹海默症之前，你的医生会按照一份可能导致记忆问题的医疗状况清单给你做检查，希望能从中找到一个原因，开始治疗。你的医生还将检查痴呆症的其他几种原因。我将在下一章中讲这一内容。

为自己构建屏障

目前为止，想到所有可能出问题的方方面面，你可能会感到恐慌。是时候采取行动，为自己构建屏障了。在接下来的几章中，我们将利用科学研究来构建强大的大脑保护屏障。

我们将从食物开始——对我们有益的食物和我们想要避免的食物。我们还将关注可以增强大脑的锻炼——脑力锻炼和身体锻炼。我们将学习如何让记忆库获得所需的休息，以及如何保护大脑免受意料之外的潜在攻击。

弗朗西丝一生都保持大脑清晰，她的妹妹玛丽·卢却出现了严重的记忆问题，那么她们两人有什么不同呢？是不是弗朗西丝吃得更健康？或许是因为她热衷于阅读？或者是因为她下班后参加锻炼？也许是所有这些事情综合的结果。

在接下来的几章中，我们将确切了解如何保护记忆。以下是我们将逐步学到的内容：

- 首先，我希望你了解关于食物如何影响大脑功能的基础知识。这一部分虽然容易但很重要。某些食物成分对大脑有害无益，几乎肯定其中的许多成分是人们会接触到的。我想指出它们，这样你就可以保护自己。还有保护性营养素是非常重要的天然化合物，我会告诉大家哪些食物富含这类有保护作用的营养素。因此，请多用些时间仔细阅读这部分内容。
- 其次，我希望通过简单又有趣的认知练习加强你的大脑突触。在本书后面的内容中你会了解到，认知练习所需的时间不长，但结果可能效果显著。然后我们将使用个性化的锻炼计划让血液涌入大脑。这非常简单易行，你可以逐步提高，挑战你想尝试的水平。这些练习的结果是脑结构发生改变，而且这些变化可测量。
- 第三，恢复大脑整合记忆和恢复记忆的能力至关重要。这需要利用好睡眠。很多人连续几个月或几年睡眠不好。我会告诉你如何记录和纠正睡眠习惯。为此我们要弄清导致脑细胞功能紊乱的药物和疾病。我们将以简单但体系化的方式来探究其中的关系。

我希望你能实践这本书中的饮食安排和食谱，并从中获得乐趣。你可能会感到惊讶，健康的食谱竟然如此美味，这要归功于两位厨师——克里斯蒂娜·沃尔特迈耶和贾森·韦瑞克，是他们设计出这样的食谱。我们的目标是诱惑味蕾，让人情不自禁地喜欢上这些食物，从而恢复健康。

从短期来看，你会发现自己不仅在保护大脑，也在增进健康。从长远来看，你越来越不可能陷入别人面临的健康问题。

健康饮食也会为你打开从未想到的美食世界的大门。因此，借由食物的力量，加上强健大脑的练习，以及了解了药物和疾病如何与大脑功能相互作用，你将拥有一个强大的盾牌来克服记忆问题并保持大脑最佳状态。

那么还在等什么呢？让我们立刻开始吧！

02

保护自己
免遭重度记忆丧失之苦

本书介绍的方法步骤对于防止记忆出现问题和支持大脑功能正常运行很重要，对于预防严重的记忆疾病，如阿尔兹海默症和中风而言至关重要。在本章中，我们将了解那些更为严重的问题的基础知识，以便各位了解我们要战胜的对手。

阿尔兹海默症

在上一章中，我们看到了阿尔兹海默症如何干扰日常生活，并随着时间造成越来越严重的影响。为了区分阿尔兹海默症与其他脑部疾病，医生会给你做体检，并进行实验室测试，还会测试你的学习能力和记忆能力，并检查你的语言技能。

正如我在上一章中讲过的，有的时候医生会做脊椎穿刺抽取脑脊液，检查其中的 β - 淀粉样蛋白 42 和 tau 蛋白。特殊的脑部扫描可以发现大脑中的淀粉样蛋白沉积物或者大脑某些部位的萎缩或功能下降。[1]

但即使进行了复杂的测试，医生也无法十分肯定地确定诊断结果。如果检查和测试结果看起来像阿尔兹海默症，那么诊断将会是"可能"或"很可能"。明确的诊断需要检查大脑本身。

大脑内部的情况

在阿尔兹海默症患者的大脑内部找不到正常、健康的脑组织。阿尔兹海默症患者的脑细胞之间到处都是 β - 淀粉样蛋白的沉积物。这些沉积物叫作斑块（plaque）。它们十分微小，且对大脑毫无益处。它们是疾病进程的标志。

我要明确说明的一点是"斑块"是一个通用词，指的是所有类型的多余的沉积物。所以说，牙齿上有牙菌斑，动脉里有阻塞血液流动的斑块，大脑中也有微斑块。这些斑块并无共同之处，只是在这些情况中都使用了"斑块"这个词。科学家们分解开了这些 β - 淀粉样蛋白斑块，以了解其中的成分。经过深入的研究，我们现在对斑块的构成有了清楚的认识。这些斑块内部的实际情况令人惊讶。正如在下一章中即将读到的那样，从今天开始我们可以利用这一发现，首先努力防止这些斑块的积聚。除了位于脑细胞之间的 β - 淀粉样斑块之外，众多的脑细胞内部也存在一些问题。许多脑细胞包含一些看起来像缠结的纱线球的东西。

在正常情况下，人的脑细胞里有微小的管道——科学家称之为微管。微管维持细胞的结构并帮助在细胞内运输各种物质。细胞使用 tau 蛋白来稳定这些微管。正是这些 tau 蛋白聚集在神经学家所谓的神经原纤维缠结（neurofibrillary tangles）中。

1906 年，德国医生阿洛伊斯·阿尔兹海默（Alois Alzheimer）在一名患者的大脑中发现了这些奇怪的斑块和缠结，这名患者在 50 多岁时因记忆力减退和行为问题而去世。尽管阿尔兹海默博士尽职尽责地报告了斑块和缠结的存在，但是他不知道其形成的原因，在过去的一个世纪中，研究人员一直在努力寻找答案。

阿尔兹海默症患者不仅仅失去了脑细胞，也失去了许多脑细胞之间的突触。这些突触是脑细胞之间相互交流所需的结构。

那么，这一切会导致什么问题呢？最终，许多患有阿尔兹海默症的人会死于肺炎，这通常是因为这种疾病影响了患者的吞咽能力，食物颗粒最终进入了患者的肺部。

我们现在想要预防的就是这些问题。

从遗传学的角度看阿尔兹海默症

基因在阿尔兹海默症中扮演着自己的角色。1号、14号和21号染色体上有产生蛋白质 [β-淀粉样前体蛋白（beta-amyloid precursor protein）、早老蛋白1（presenilin-1）和早老蛋白2（presenilin-2）] 的基因，这些蛋白质参与制造最终形成斑块的 β-淀粉样蛋白。这些基因发生突变会导致阿尔兹海默症的侵袭性形式，可能会使人在 30 多岁、40 多岁或 50 多岁的时候阿尔兹海默症发作。

所幸，这种情况很少见。对绝大多数人来说，基因的作用较弱。

最著名的遗传因素是一种叫作 APOE 的基因。它位于 19 号染色体上，其包含产生一种名为载脂蛋白 E（apolipoprotein E）的蛋白质的指令（科学家们用小写字母将其缩写为 apoE.，以便区别于 APOE 基因）。ApoE 的工作是帮助将脂肪和胆固醇从一个地方带到另一个地方。它还修复脑细胞并建立从一个神经元到另一个神经元的连接。

重要的是：APOE 基因有 3 个不同的常见版本（等位基因），称为 e2、e3 和 e4。e4 变体引起了人们对阿尔兹海默症风险的担忧。与从父母双方都获得 e3 等位基因的人相比，从父母一方继承 e4 等位基因的人患阿尔兹海默症的风险大约是其 3 倍，从父母双方均获得 e4 等位基因的人患阿尔兹海默症的风险是其 10~15 倍。[2, 3] 具有

e2 等位基因的人患阿尔兹海默症的风险较低。然而，e2 自身也有问题，它导致罕见的胆固醇问题和心血管疾病的风险较高。

基因意味着什么

人的每个基因都由两个等位基因组成——一个来自母亲，一个来自父亲。例如，你的母亲可能给了你一个棕色头发的等位基因，而你父亲可能给了你一个金色头发的等位基因。在这种情况下你的基因构成决定你的头发颜色，也就是说，你的头发颜色取决于你获得的等位基因的组合。

APOE 基因对于阿尔兹海默症很重要。以下是 3 个常见的等位基因。

e2：阿尔兹海默症风险降低，但罕见胆固醇问题和心血管疾病风险增加。

e3：没有增加阿尔兹海默症的风险。

e4：阿尔兹海默症的风险增加，特别是如果从父母双方都获得了这类等位基因。

基因以多种不同的方式发挥作用，了解这一点很重要。当然，有些基因是独裁者。例如，头发或眼睛颜色的基因。如果这些基因要你拥有金色的头发或棕色的眼睛，那么你的头发或者眼睛的颜色就会如其所愿。那些强势的基因总能得偿所愿。

但是，决定是否会患上阿尔兹海默症的那些基因则像是一个委员会。这些基因不直接下命令，而是提出建议。研究表明，饮食和生活方式的改变（你很快就会读到这部分内容）可以阻止这些基因表达自己。就像沙漠里干燥的种子一样，它们只是处于休眠状态。如果你不给它们浇水，它们就永远不会发芽。

因此，即使 e4 等位基因与阿尔兹海默症的风险增加有关，一些拥有 e4 等位基因的人（甚至从父母双方都遗传到了 e4 等位基因）永远不会患上阿尔兹海默症。而且，至少有 1/3 的阿尔兹海默症患者没有 e4 等位基因。研究表明，无论你的基因如何，选择良好的食物和生活方式有助于保护你免于患阿尔兹海默症。

你应该做基因测试吗？

医生可以使用简单的血液测试来检查你携带的 APOE 等位基因。那么，你应该做基因测试吗？有些人渴望能够尽可能多地了解自己，而且认为基因检测有助于他们正确地看待风险。另外，你无法改变你的基因。正如携带 e4 等位基因并不一定会患上阿尔兹海默症一样，拥有 e2 或 e3 等位基因也并不能保证你不会患上阿尔兹海默症。无论你的基因如何，你都需要遵循以下章节中的步骤去做。

阿尔兹海默症不是唯一的神经退行性疾病。以下是其他常见的类型。

血管性痴呆。大脑的血管会逐渐受损并且变窄。在这个过程中，这些血管不再给大脑提供所需的氧气。有时，这种狭窄和心脏动脉的狭窄很相似。血块（clots）能够在这些狭窄的地方逐渐形成，然后像瓶塞一样堵塞动脉。血块和碎片（debris）也会断裂、脱落，随着血液向下游流动，堵塞远处的小血管。有时动脉会破裂，血液从破裂处涌入脑组织。

当血流减少导致脑细胞死亡时，医生会作出中风 [他们称这种情况为脑梗塞（infarct）] 的诊断，其结果可能是身体虚弱或瘫痪，还可能导致认知问题。有时，细微的、不易察觉的中风会导致所谓的多发性梗塞性痴呆（multi-infarct dementia）。在其他情况中，可能导致的问题更加分散，随着大脑中遍布的小血管的血管壁受损程度逐渐加剧，大脑的血液流向会被扰乱。

通常，脑成像技术可以让医生看到轻度中风和血流减少。这看起来与阿尔兹海默症的扫描结果不同，阿尔兹海默症的影像可能会显示大脑萎缩，尤其是海马体和部分皮质。血管性痴呆和阿尔兹海默症发生在同一个人身上的情况并不少见，所以患者的症状和脑成像结果能反映出这两种病。好消息是血管性痴呆在很大程度上是可以预防的。通过食用降低血压和胆固醇水平的食物、避免吸烟和大量的运动，人们能够保持动脉健康的可能性很高。

了解中风

尽管大脑只占身体的 2% 左右，但是大脑获得了 20% 的血液供应，这是有充分理由的。你大脑中的细胞比拉斯维加斯的灯泡还多 [即 1 000 亿个神经元和 10 倍于支持这 1 000 亿个神经元的神经胶质细胞（glial cells）]，你需要源源不断的氧气和营养来为它们提供动力。大脑供血不足会导致中风，而中风是导致记忆力减退的主要原因之一。

为了确保大脑的血液供应不会出现故障，心脏使用的不是一条而是两组独立的动脉。颈动脉位于颈部前方，一条在左侧，另一条在右侧。如果你将手指轻轻放在气管一侧，你会感觉到颈动脉在跳动。第二组称为椎动脉，位于颈部深处，沿脊柱向上传递。这 4 条动脉在大脑底部连接在一起，所以如果一条动脉阻塞或受损，血液就会从另一条动脉流入。从那里，分支延伸到大脑的前部，你的想法就是在大脑的前部成形的，并且你的一举一动也是在这里计划出来的。其他分支到达大脑的后部，那里是处理视觉信息的地方。靠近大脑中心的是边缘系统，脑细胞在那里制造情绪。密集的神经网络连接并协调所有这些区域。有了良好的血液供应，这些结构将持续一生。尽管这一系统设计得很好，但始料未及的是，这个系统经常出问题。正如我们之前所看到的，动脉变窄、血块形成，少量的血块最终会堵塞大脑深处的小动脉。

血块也可能起源自心脏。在一种名为心房颤动的情况下，不稳定的心跳会导致心脏内的血液聚集，形成能够脱离并向上流往大脑的凝块。其结果就是中风，或者按照医学术语来说，是脑血管意外——这意味着一部分大脑已经死亡。

血管也可能裂开。如果大脑中的动脉破裂，血液会溢出，进入脑组织中，就像水从消防水带的切口中喷出一样。由此产生的压力能够杀死脑细胞。

虽然阿尔兹海默症是逐渐开始的，但中风通常并非如此。如果幸运的话，受影响的区域很小，那么症状不易察觉。但是轻微的中风可以累加。由于太小而无法在脑部扫描中显示的中风出乎意料的普遍，并且总的来说，它们会广泛地影响大脑功能。[4] 通常，一次严重的中风可以摧毁很大一部分大脑。中风可能会突然发生，随之而来的是瘫痪、说话困难，以及有可能异常突然和可怕的混乱。医生通常可以根据病人的症状判断中风发生的位置。因为神经从身体的一侧交叉到另一侧，大脑一侧的中风表现为另一侧的虚弱。大脑中控制说话的部分主要位于左侧，控制视觉的部分则在后面。

什么时候你该重视起来?

当中风发生时，迅速治疗至关重要。对于血块引起的中风，如果在最初几个小时内使用溶解血块的药物，通常会有效果。对于出血性中风，可能需要手术清除积聚的血液或修复受损的血管。

　　遗憾的是，中风的最初征兆可能非常模糊，以至于你不确定是否要认真重视起来。例如，出血性中风可能是先开始头痛。当然，头痛有很多原因。头痛可能是由脑出血引起的一种症状，包括突然头痛发作、剧烈疼痛、躺下时出现头痛、运动和劳累加重头痛，如咳嗽或从睡眠中醒来。

　　下面还列举了其他需要重视的迹象。请注意，在第一天前后，这些症状会时有时无，反反复复。

- 警觉性发生变化
- 癫痫发作
- 困惑、记忆丧失或难以理解他人
- 感官变化（麻木、刺痛或视觉、听觉、味觉变化）
- 身体虚弱、笨拙或失去平衡
- 吞咽困难
- 阅读或写作困难
- 头晕或眩晕
- 膀胱或肠道失去控制
- 性格突变

通常，力量或感觉的变化只发生在身体的某一侧。

诊断中风

　　当医生诊断你是否中风时，会进行仔细的神经系统检查，以检查你的力量、感官（包括视力）、反射及说话和理解能力。医生还会检查你的血压，并可能会听你颈部是否有"杂音"（发出的声音像是 BROO-ee，即法语中的"噪音"一词）——颈动脉血流紊乱所产生的声音。

包括计算机断层扫描（CT）和磁共振成像（MRI）在内的脑成像方法可以让医生看到大脑内的异常情况。医生还将检查你的心脏和大脑动脉的健康状况，并进行血液检查以检测凝血异常、糖尿病和胆固醇问题。如果你的医生怀疑有出血的情况，可能还会给你做脊椎穿刺。

医生会检查并排除可能被误认为是中风的若干种疾病：偏头痛、低血糖或高血糖、癫痫发作、感染、多发性硬化症或脑肿瘤。

关于中风的好消息是大脑可以恢复，至少在一定程度上可以康复。不过即便如此，康复过程依旧会困难重重。中风的康复通常只是部分的恢复，而且通常会因其他疾病（包括抑郁症）而变得复杂，因为大脑会似乎为了专注于康复而关闭其他功能。

在接下来几章中的方法将使你获得控制体重、血压、血糖和胆固醇的能力，从而降低中风的风险。

路易体痴呆（Dementia with Lewy bodies）是导致认知丧失的常见原因。路易体是脑细胞内的蛋白质团块。它们是以弗里德里克·路易（Friedrich Lewy）的名字来命名的。弗里德里克·路易是一名研究人员，在 20 世纪初期发现了这一疾病。路易博士在帕金森病患者身上发现了这些异常，这种运动障碍因拳王穆罕默德·阿里（Muhammad Ali）和演员迈克尔·J. 福克斯（Michael J. Fox）而被人们所熟知。近年来，研究人员已经证明路易体痴呆与帕金森病有关。这两种病都存在运动和心理功能方面的问题。

为了将路易体痴呆与阿尔兹海默症区分开来，医生需要探究 3

个主要结果：

- 警觉性的变化（受到影响的人有时可能会很警觉，然后变得昏昏欲睡或长时间凝视空无一物的地方）
- 视觉幻觉
- 无序的动作

医生也会用到脑部扫描，而且脑部扫描可能有助于区分路易体痴呆与血管性痴呆或阿尔兹海默症。一种被称为 SPECT 的大脑成像技术，有时用于显示多巴胺活动的改变。

额颞痴呆（Frontotemporal dementia）是一组主要影响大脑额叶和颞叶的综合征。大多数病例发病较早，患者多为五六十岁的人，而且许多患者似乎有遗传基础。

额颞痴呆的主要问题发生在语言和行为方面。患者可能很难想到合适的词、说话困难或难以理解别人在说什么。患者的行为可能变得不受约束和不恰当，或者有时只是无精打采和昏昏欲睡。脑部扫描方法显示受影响区域萎缩、活动减少。

认知问题也可能是亨廷顿病（Huntington's disease）、克雅氏病（Creutzfeldt–Jakob disease）或第 9 章中提到的任何常见疾病的并发症。

这些是我们需要意识到的威胁。其中一些与我们的选择密切相关，最明显的是阿尔兹海默症和中风。现在我们将翻开新的一页，采取自我保护措施。

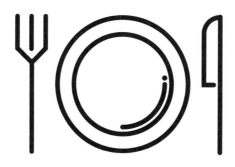

第一部分

第一步
让强健大脑的食品发挥作用

在构成大脑外层的灰质中有数 10 亿个脑细胞，这些脑细胞让你能够思考、说话、活动、预测未来并管理日常生活。它们通过数以 10 亿计的突触连接进行相互联系，并向大脑的其他部分、肌肉和感觉器官发出更多的连接。

如果记忆有问题，则表明这些连接没有正常工作。也许脑细胞没有得到所需的营养。可能是由于某些药物的副作用，这些连接暂时失灵了。有些连接可能会中断，或者脑细胞本身已经不存在了。

研究人员长期以来一直在致力于寻找导致记忆问题的原因，以便我们能够采取措施预防记忆问题。正如我们所见，保护记忆有 3 个关键的步骤。

先要关注你吃的东西。首先，某些金属对大脑有毒，并且在阿尔兹海默症患者的脑组织检查中发现了这些金属。在下一章中，我们将看到有害的金属从何而来，以及如何保护自己免受其害。当你知道有害的物质藏在哪里时，你可能会感到震惊。然后，在接下来的两章中，我们将研究脂肪的作用——一些脂肪明显对大脑有害，这令人惊讶；而另一些脂肪实际上是有益的。此外，我们还会研究那些对保护大脑至关重要的常见维生素。重要的是要知道在哪里可以获得有益的脂肪，以及如何让这些有益的脂肪发挥作用。

03

保护自己免遭有毒金属之害

披头士乐队在利物浦引起了巨大轰动。然而，尽管披头士乐队轰动一时，但是有一种商品更具轰动性，而且更具争议性。

利物浦是一个港口城市。所以船只来来往往，驶进驶出，运载煤炭、木材、谷物、钢铁、原油和数不尽的其他商品。18 世纪，从利物浦的港口装船了一批在英国历史上最具争议的产品。

在那些船只的货舱里放着的是铜条——这种普通的泛着微红色的金属让锅或平底锅看起来闪闪发光。铜似乎很无辜，但它是英国奴隶贸易的货币。

这些船只从利物浦航行到西非，在那里用铜和黄铜器皿交换奴隶，然后将奴隶带到大西洋彼岸抵达美洲。在那里，人作为货物被卸下，奴隶种植园出产的朗姆酒和糖被运回英国。这条从英国到非洲再到美洲后返回的三角贸易路线是由来自利物浦的铜推动的。这正是非洲奴隶主想要的。

船只漂浮航行也离不开铜。在环绕北大西洋的航行中，木船表现良好。但是当奴隶船进入加勒比海时，人们遇到了一种名为船蛆（Teredo navalis）的小型软体动物。船蛆以木材为食。或者更准确地说，这些软体动物有一个特殊的器官，携带一种能消化纤维素、溶解船体的细菌。如果船蛆太多，那么船会沉入海底。

解决这一问题的办法是用铜包裹船体。铜可以阻挡这些软体动物的破坏，保证船体完好无损，奴隶船也就能够航行了。

许多英国人呼吁结束奴隶贸易，但铜商强烈抗议。他们在兰开夏郡（Lancashire）卖锅碗瓢盆并没有发财。他们想要保护奴隶贸易这一利益巨大的市场。最终，1807年公众情绪转变了，贩卖奴隶在英国成了非法行为。1833年，奴隶制在所有英国殖民地被废除。

大脑中的金属

金属对人来说有利也有弊，仿佛一把锋利的双刃剑。铅让我们用上了水管，但是铅也毒害了无数儿童。汞给了我们温度计和电子开关，但是汞也导致了新生儿出现先天缺陷。金属可以用于建造桥梁和火车头，但也用于制造子弹、牢房和手榴弹。

金属在人的大脑中也好似一把双刃剑。在上一章中，我们看到研究人员在阿尔兹海默症患者的大脑中发现了斑块和缠结。当你分析一个典型的斑块（脑细胞中发现的小沉积物之一）时，你会发现其大部分由β-淀粉样蛋白组成。但除此之外还有别的东西。研究人员将斑块分解，发现了微量的铜。研究人员还在其中发现了其他金属，特别是铁和锌，或许也有其他金属。[1]

身体需要这3种金属——铜用于制造酶，铁用于血细胞，锌用于神经传输，以及许多其他功能。你从吃进肚子的食物中获得这些金属。但事实证明，如果任何一种摄入过多，都会对脑细胞造成损害。安全摄入量和有毒摄入量之间的差异小得令人吃惊，而这正是问题所在。

铁和铜不稳定。只需将少许水倒入铸铁锅中，静置一会儿。你就会观察到氧化了的铁锈。铜也会氧化，这就是为什么明闪闪的硬币很快就会变得暗淡无光；有时铜会与其他元素结合并变绿。

是啊，化学反应会产生很漂亮的颜色。可当这些化学反应发生在你的身体内时，就不那么美妙了。铁和铜会引发自由基的产生，自由基——高度不稳定和有破坏性的氧分子——会损害人的脑细胞并加速衰老的过程。[2] 简而言之，铁和铜会导致自由基形成，而这些自由基会攻击你的细胞。

那么，记忆问题可能是由铜、铁和锌等普通金属引起的吗？为了回答这个问题，让我们去罗马看一项研究。那里的一个研究小组研究了 64 名女性。[3] 这 64 名女性都超过 50 岁，她们非常健康。研究人员抽取血液样本来测量她们血液中铜的含量，然后让她们做了各种测试，以检查她们的记忆、推理、语言理解和集中注意力的能力。

总的来说，这 64 名女性做得很好，没有任何重大缺陷。但在一项或多项测试中，有些人的表现明显优于其他人。结果证明，那些精神障碍最少的人是血液中铜含量较低的人。她们有足够的铜来满足身体的需要，但没有过量，这显然对她们很有益处。这种差异在需要集中注意力的测试中尤为明显。

对 64 位女性的研究并非大规模研究。因此，接下来让我们加入加州大学圣地亚哥分校（University of California at San Diego）的一个研究小组，该小组对更大规模的群体进行了评估，这个群体由加利福尼亚南部的 1 451 人组成。[4] 这次研究人员的发现与上次的研究发现大致相同。与血液中铜含量过高的人相比，血液中铜含量较低的人头脑更清晰。他们在短期和长期记忆方面的问题较少。研究人员发现，铁也是如此。血液中铁含量较低的人记忆力问题较少。

因此，即使铁和铜的含量都很少，但如果血液中任何一种含量过多似乎都会带来麻烦。

这听起来令人惊讶，不过研究人员对此并不感到特别惊讶。每个医学生都知道铜具有潜在毒性。人体在酶中使用微量的铜来实现各种功能，但人体对铜的需求量非常少。如果摄入过多这种不稳定的金属，它会氧化并促进自由基的形成。事实上，唯一可以阻止铜在生命早期破坏人体健康的是肝脏。肝脏将大部分铜从血液中过滤出来并清除掉。在一种名为威尔逊氏病（Wilson's disease）的罕见遗传病中，肝脏无法正常清除铜。随着铜在身体组织中积聚，它会损害中枢神经系统并导致各种其他问题。

同样，人们早就知道过量的铁会导致潜在的健康问题。书中马上会讲到更多关于铁的内容，但首先让我们来认识铜，了解铜对我们的大脑有什么影响。我们在前面提到的罗马和圣地亚哥的两项研究中看到的记忆和认知的变化不算显著，然而相比之下铜可能导致的问题要严重得多。从1993年开始，拉什大学医学中心（Rush University Medical Center）的一个研究小组在芝加哥（Chicago）的3个社区进行了挨家挨户的调查研究，旨在追踪随着年龄增长而出现的健康问题的原因。他们邀请了6 158人加入芝加哥健康与老龄化项目，后来又有3 000人加入了该项目。研究人员仔细记录了志愿者的饮食。像世界各地的人们一样，有些人有健康意识，而另一些人则不那么讲究。多年来，研究团队一直与参与研究项目的每个人保持联系，看看谁保持着良好的健康状况，谁没有；谁保持头脑清晰，谁出现了记忆问题。然后他们检查饮食之中的每一个部分，以确定是否可以预测谁可能会陷入丧失记忆的泥潭。

现在，许多参与者从饮食中摄入了足够的铜，而没有过量。随着时间的推移，在研究人员的认知测试中他们通常表现良好。但是，其他一些参与者摄入了较多的铜。不用说，他们中没有一个人担心铜这种微不足道的东西。无论怎样，谁知道食物中含有铜呢？但随着时间的流逝，一种特定的组合似乎对健康危害尤甚。那些饮食中含有大量铜及某些"坏"脂肪（动物产品和零食中发现的脂肪）的人表现出大脑功能丧失，相当于额外衰老19年。[5] 脂肪与铜能够联合起来攻击大脑。实际上这些"坏"脂肪能以多种方式攻击大脑，我们将在下一章中详述这一内容。

在铜摄入量方面，一般在测试中表现好的人和表现不好的人之间的差异小得惊人。以下的数字有助于各位理解：作为比较，一美分硬币的重量是 2 500 毫克。在芝加哥的研究中，那些没有认知问题的人每天铜的摄入量约为 1 毫克。那些测试表现不好的人平均每天铜的摄入量约为 3 毫克（准确地说是 2.75 毫克）。你可能会问 1 毫克和 3 毫克，这有什么差别？那只是一丁点儿铜。但事实证明，这点差别足以引发严重的问题。我们很快就会看到，含有这种看似无辜又闪亮的金属的食物就在我们眼皮底下，而这些食物中的铜给大脑带来的损害足以干扰注意力、学习和记忆，甚至可能导致阿尔兹海默症。或者说研究似乎表明了这一点。

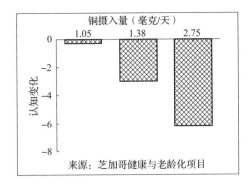

图 1　铜和认知丧失

在芝加哥健康与老龄化项目中，与饮食中铜含量较少的人相比，伴随着高脂肪饮食，饮食中铜含量最高（平均每天摄入 2.75 毫克）的人的认知功能随着时间的推移下降得更多。

铜与基因

研究人员发现铜与 APOE e4 等位基因之间存在着惊人的联系。

也就是说，铜与患上阿尔兹海默症风险相关的基因有关联。你可能还记得，APOE e2 和 APOE e3 等位基因产生的蛋白质与阿尔兹海默症风险增加无关。事实证明，这两个"更安全"的基因会产生结合铜的蛋白质。它们防止铜给人体带来负面作用。然而，APOE e4 产生的蛋白质不会与铜结合。基因类型是 APOE e4 的人无法依靠这种蛋白质，得靠自己，因为它在保护人体免受铜及其引起的大量自由基的侵害方面毫无帮助。[6]

铁、锌与生锈的脑细胞

铜不是唯一一会在人体内引发问题的金属。在名为血色素沉着症的患者体内，铁会积聚，从而导致人感到疲劳、虚弱和疼痛，并最终导致心脏病、糖尿病、肝损伤、关节炎和许多其他问题。

在荷兰，研究人员使用简单的血液测试测量了健康的研究志愿者的铁含量。当然，他们的血液测试结果的铁含量略有不同。有些较低，有些则较高。研究小组随后测试了每个人的记忆力、反应速度及其他认知能力。测试结果与前文中铜的测试结果的发现非常相似。那些在认知测试中反应速度最慢的人血液中铁含量最高。[7]

人体将铁包裹在血红蛋白中，血红蛋白是一种含铁蛋白质，使红细胞呈现红色并携带氧气。2009 年，一组研究人员检查了大量老年男性和女性的血红蛋白水平。那些血红蛋白水平在健康范围内的人在认知测试中表现良好。但有些人血红蛋白水平不在健康范围内。有些人贫血，血红蛋白水平较低，在认知测试中表现不佳。还有一些人则恰恰相反，他们的血红蛋白水平异常高，但他们在认知测试中的表现也不好。具体而言，他们在语言记忆（例如，回忆单词）和感知方面存在问题。[8]

在其后的 3 年里，那些血红蛋白水平在健康范围内的人通常会保持头脑清醒。那些血红蛋白水平过低或过高的人的认知能力则下降得更快。与处于健康血红蛋白范围内的人相比，血红蛋白水平高的人患阿尔兹海默症的可能性要高出 3 倍以上。[9]最安全的血红蛋白水平约为 13.7 克 / 分升。随着时间的累积，远远高于或低于该水平的人出现的大脑功能问题与此有关。

请记住，在这些研究中，血红蛋白是人体内铁含量的粗略指标。虽然人体需要铁，但摄入过多是危险的。锌与铁的相似之处在于你的身体需要少量锌。事实上，人的脑细胞利用锌来相互交流。[10, 11]但即使些许过量，锌也可能产生潜在毒性。

那么让我们回到手头的问题。会不会是因为摄入过多铜、铁和锌这些看似普通的金属而导致了记忆问题呢？虽然这方面的研究仍然层出不穷，不过日渐清晰的发现是这样的：

这 3 种金属——铜、铁和锌，都清楚地存在于阿尔兹海默症的 β - 淀粉样斑块中。前两种金属——铜和铁，似乎会引发自由基的产生，从而损害脑细胞。[2, 12]锌的作用好像有所不同。锌似乎是促使 β - 淀粉样蛋白聚集在一起形成斑块。[10, 11]铁和铜好像也促进聚集，但是锌在这方面的作用似乎更明显。[1]

因此，这些金属可能共同作用，促使斑块形成并产生攻击脑细胞的自由基。这些问题似乎在生命的早期就开始了，轻微的记忆问题会导致日常健忘，以及轻微的认知障碍，对于许多人来说，这是迈向阿尔兹海默症的一步。

金属从何而来

到现在为止，你无疑正在脑海中想象有毒的金属在逐个伤害你的脑细胞的画面。那么，这些金属是从哪里来的呢？让我们从厨房开始吧。你的水槽下面是什么？自 20 世纪 30 年代以来，铜管道一直很受欢迎。随着铜管道和黄铜配件被腐蚀，铜会渗入饮用水中。[13] 你的炉灶上放着铸铁锅吗？铁制炊具为食物提供了大量的铁。虽然这对于每月因月经而流失铁质的年轻女性来说可能有益，然而，除此之外的大多数人更可能铁过量而不是缺铁。

接下来看看厨房橱柜里的药品箱吧。那里面有复合维生素吗？一天一片的男性健康配方复合维生素含有 2 毫克的铜，是建议每日摄取量（维生素或矿物质等）的两倍多。它也超过了锌的建议每日摄取量。事实上，如果你读过大多数维生素矿物质补充剂的说明，你会在其中发现铜、锌，有时还有铁。

许多人认为每天服用多种维生素补剂是一件明智的事情，我们确实会从中受益。它是维生素 B12 和维生素 D 的极好来源，这两者对健康都很重要。但是，在多种维生素补剂中经常添加的金属基本上来说是毫无必要的。因为人们已经从食物中摄取了这些金属。更好的选择是服用只含维生素，不添加铜、锌、铁或其他矿物质的补剂。或者你可以选择一种复合维生素 B 片剂，这种片剂仅限于补充 B 族维生素。我们将在第 5 章中更详细地介绍维生素。

在 20 世纪 50 年代，电视广告宣传服用一种叫作"巨力多"（Geritol）的补品可以解决"缺铁乏力的血"。这种滋补品的含铁量"是 1 磅小牛肝脏中铁含量的两倍"。医生们也将铁补充剂作为一种能量助推器来推广，其理论依据是行动迟缓是贫血的征兆。然而，并不等于说铁补充剂效果很好；疲劳的原因多种多样，缺铁远没有排在首位。

看看早餐麦片吧。毫无疑问，通用磨坊公司（General Mills）的食品科学家认为他们添加到一盒 Total 麦片中的全部铁和锌正是你想要的——每份这种麦片都可以给你提供一整天的铁和锌需求量。但其实你不需要这些添加进去的金属，没有反倒更好。其他许多早餐麦片也有类似的情况，添加了太多的好东西。我已经要求通用磨坊公司和其他主要谷物制造商在添加补充剂时仅限于添加维生素，而不要添加矿物质，因为大多数客户已经摄取了大量的矿物质。所以管道、炊具、补品和营养强化谷物这些都会导致金属过量，对大脑没有好处，但这些都还不是最大的金属来源。

常见食物中的金属

要想看到金属的主要来源，请在芝加哥街头随便一家咖啡店停下来，进店点一份肝脏和洋葱。不要吃，而是把它送到实验室。

看到实验室的结果后，你会对自己的发现倍感惊讶。作为比较，如我们前面所见，铜的推荐膳食摄入量为 0.9 毫克。一份典型的肝脏（约 3.5 盎司）含有超过 14 毫克的铜。它还含有 7 毫克的铁和 5 毫克的锌，更不用说将近 400 毫克的胆固醇。如今，许多人避免食用肝脏，因为肝脏含有大量的胆固醇，还有其他问题，但这些人正忙着大嚼牛肉和其他肉类。我在北达科他州长大，当然，我的父母和我们认识的大多数人也遵循这样的饮食。我们并不知道，这种以肉类为主的饮食是过量金属的主要来源。

事实上，这是我所在的北达科他州饮食与以植物为基础的饮食之间的一个关键区别。先从铁开始讲。绿色蔬菜和豆类中含有铁，但那是一种特殊形式的非血红素铁，身体可以对其进行调节。也就是说，如果你体内的铁含量较低，非血红素铁的吸收能力增强；而如果你体内已经有大量的铁，则非血红素铁的吸收能力降低。你仔细想想，这是一个惊人的特性。菠菜叶或西兰花梗中的铁含量不会时常变高或变低。但是，你的身体吸收多少铁取决于你需要多少。如果血液中已经含有大量的铁，身体就能够降低对绿色蔬菜中非血红素铁的吸收。而且，如果你血液中的铁不足，那么身体会从蔬菜中吸收更多的铁。

肉中含有一些非血红素铁，但肉也含有大量的血红素铁。血红素铁对你的身体来说较难调节。即使你体内已经有大量的铁，与非血红素铁相比，血红素铁仍然具有很强的可吸收性。这就像一个不速之客闯入你的派对，它会让你血液中的铁过量。

奶牛从吃进去的草中摄入铁，并将其集中在血细胞和肌肉组织中。当我们吃肉的时候，我们会摄入动物储存的浓缩铁，最终摄入的铁会超过人体所需。相反，如果我们直接食用植物，那么我们将获得所需的铁，而不会出现摄入过量的风险。就像大海中的鱼：一条小鱼从水中的污染物中摄入了一点汞；然后，一条大鱼吃掉小鱼，并获得小鱼体内全部的汞；随后，这条鱼被一条更大的鱼吞了；更大的鱼现在得到了在食物链上积累的所有汞。我们就像是海洋中的大鱼，随着吃下的肉摄取了我们吃的动物之前所积累的一切。

跳出大鱼吃小鱼、小鱼吃虾米的食物链之外，利用植物直接带给我们的营养是一个好主意。在研究中，我们正是遵循了这样的思路。也就是说，我们已经要求人们不吃肉及其他动物产品。所以早餐可以吃蓝莓煎饼或老式的燕麦片，上面放上切好的香蕉片。午餐可以吃小扁豆汤配硬皮面包、红豆卷饼配西班牙米饭、素食汉堡或菠菜沙拉。晚餐可以是炒蔬菜、蘑菇沙拉配蒸西兰花；或者是意大利细面，上面撒上洋蓟心、烤平菇和罗马番茄。当我们将转为植物性饮食的人们选择的食物中的含铁量加起来时，通常与他们吃肉时相同或略多。然而，当这些食物入口后，消化道具有惊人的能力来调节吸收多少铁。如果不需要铁，那么会自动减少对铁的吸收；如果需要铁，那么对铁的吸收会增加。之所以会这样是因为从植物性饮食中获得的铁是非血红素铁。通常，植物可以满足人体的需要，而不会过多。植物性饮食还可以避免摄入过量的锌和铜。这些矿物质在蔬菜、豆类和全谷物中的含量完全能够满足人体的需求量。事实上，这些食物中的铜含量可能高于肉类。但是如果你给不吃肉的人进行血液检查，你会发现不吃肉的人的血液中铁、铜和锌含量略低，这是一件好事。[14, 15] 目前其中的原因尚不明确。除了人体能够把非血红素铁拒之门外这一点之外，许多植物中含有的一种被称为植酸（phytic acid）的天然物质也可以限制铜和锌的吸收。[14, 15]

多年之前，所有这些都让营养学家感到不妥。毕竟，人体需要微量的这些金属元素，许多营养专家提醒素食者要格外注意摄取足量的铁和锌。这些营养专家向肉食者保证，吃肉的人在这一点上无须担心。

如今情况有所不同了。营养学研究人员发现，采用植物性饮食的人往往铁含量保持在健康范围内，这一观察结果令他们大吃一惊。与肉食者相比，采用植物性饮食的人不仅不会更容易患贫血，而且不太可能积累过量的铁。[14] 素食者的铜和锌的水平也很好。

需要强调的是，在食物中获得这些金属确实很重要。这些是人体必需的，不可不足。但是，同样重要的是避免摄入过量从而中毒。从植物中获取营养是保持健康的最简单的方法。

我在北达科他州长大，在那里蔬菜和豆类并不盛行。一年 365 天，我们餐桌上的主角都是肉。当时，我们认为那样很好。如今，我们知道那样未必有益。

人体真正的需要量多少呢？

以下是推荐的每日摄入量，通过数值量化了人体具体需要多少铜、铁和锌。在饮食中加入这些矿物质很重要，但避免过量同样重要。

铜：男性和女性每天 0.9 毫克。健康的来源包括豆类、绿叶蔬菜、坚果、全谷物和蘑菇。

铁：成年男性和 50 岁以上女性每天 8 毫克；19~50 岁的女性则为 18 毫克。健康的来源包括绿叶蔬菜、豆类、全谷物和干果。

锌：男性每天 11 毫克，女性每天 8 毫克。健康的食物来源包括燕麦片、全麦面包、糙米、花生、豆类、坚果、豌豆和芝麻。

铝对大脑有害吗

在阿尔兹海默症研究领域，争论最激烈的金属并不是我们前面所讨论的，而是接下来要说的一种金属，它就是铝。

在 20 世纪 70 年代，研究人员分析了因各种原因死亡的人的大脑。在没有患上阿尔兹海默症的人中，研究人员发现铝含量很少。但是，许多患有阿尔兹海默症的人的大脑中含有相当多的铝——在一个案例中，每克脑组织中含有多达 107 微克的铝。[17, 18] 是的，就是和易拉罐、铝箔中的铝一样的铝，出现在了那些人的大脑里。

铝在大脑里做什么？我们对铝的营养需求为零。铝对于大脑功能没有任何作用，也没有在人体生理学的其他方面发挥任何作用。

多年来，美国国家公共卫生官员都知道大剂量的铝对人体有害。在工作场所中接触到异常大量的铝或者在肾透析液中吸收到铝的人有时会出现严重的脑损伤，需要一种称为螯合的治疗方法来去除体内的金属。

由于这些研究，铝成为导致阿尔兹海默症广泛出现的嫌疑人。[19, 20]研究人员开始争论我们每天可能接触到的微量的铝——锅碗瓢盆或食品添加剂，是否会让我们有健康风险。

　　直到今天，这个问题还没有得到解决。英国研究人员的研究结果令人不安。这些研究人员检测了饮用水中的铝。通常情况下，水中几乎没有铝，因为它来自井或溪流。但在市政净水厂，在一种称为絮凝的过程中会引入铝作为一种去除悬浮颗粒的方式。这样一来，微量的铝就留在了饮用水中，当你倒满水杯时，含有微量铝的水从水龙头中流了出来。

　　在调查了英国 88 个郡的自来水后，研究人员发现不同地区的自来水中的铝含量差异很大；在某些情况下，超过了每升 0.11 毫克；在另外的一些情况下，则不到这个数量的 10%。然后，研究人员查看了阿尔兹海默症的病例，发现在高铝的郡，阿尔兹海默症的病例发病率要高 50%。[21] 法国的一项研究发现的结果与此大致相同。[22]在由 1 925 人构成的一个群体中，饮用水中铝含量较高的人认知能力下降较快，并且被诊断出患有阿尔兹海默症的可能性更高。

　　一项来自加拿大的研究为这一结果增加了更多的证据。除了当地饮用水中铝含量特别高之外，很难解释在纽芬兰省（New Foundland）的一小部分区域中阿尔兹海默症的高发病率。[23] 魁北克（Quebec）的一项研究认为，饮用水中的铝与将近 3 倍的阿尔兹海默症风险有关联。[24] 英国纽卡斯尔的一项研究似乎反驳了这一假设，研究发现铝与阿尔兹海默症之间没有密切关系。[25, 26] 在尚未有明确结果之前，那里的水和发现铝与阿尔兹海默症相关的地区的水相比，铝含量并不高。[27] 从那以后，研究人员一直在争论铝是否是一个健康隐患。[19, 28] 许多人认为铝有害的证据并不是特别有力。阿尔兹海默症协会（The Alzheimer's Association）称铝与阿尔兹海默症之间的相关性是一个"未解之谜"，并在其网站上说：

> 在 20 世纪 60 年代和 70 年代，铝被怀疑是一种可能导致阿尔兹海默症的金属。这种怀疑使人们担心通过日常来源（例如，锅碗瓢盆、饮料罐、抗酸剂和止汗剂）接触铝。从那以后，研究未能证实铝在导致阿尔兹海默症中有任何作用。如今的专家专注于其他领域的研究，很少有人相信铝的日常来源会构成任何威胁。[29]

许多权威人士同意这一观点。他们认为少量的铝几乎没有伤害，肾脏应该能够滤除可能从饮用水和其他日常接触中偶然摄入的一点点铝。也许在阿尔兹海默症患者大脑中发现的铝沉积物只是一个迹象，这表明已经患病的大脑无法再将毒素拒之门外。然而，另一些人认为反对铝的证据强而有力，不容忽视，[19]2011 年，一组阿尔兹海默症研究人员在《国际阿尔兹海默症杂志》（*International Journal of Alzheimers' Disease*）上发表了以下评论：

> 越来越多的证据表明，铝与阿尔兹海默症之间及其他金属与阿尔兹海默症之间存在关联。尽管由于阿尔兹海默症发病的确切机制尚不清楚，这个问题仍存在争议；然而，人们普遍认为铝是一种公认的神经毒素，当铝进入大脑时会导致认知缺陷和痴呆，并可能对中枢神经系统产生各种不利的影响。[30]

那么我们该怎么做呢？铝是否是健康隐患呢？我的建议是，没有必要在这个悬而未决的问题上做出选择。没有必要用自己的大脑健康去赌对错。慎重的做法是谨慎行事。由于人体并不需要铝，因此，尽可能避免使用铝是有道理的。生活中难以完全避免接触铝，但是，选择不含铝的产品可以避开这一或有或无的重大风险。铝出现在一系列令人惊讶的产品中。在列克星敦的肯塔基大学（University of Kentucky in Lexington），罗伯特·约克尔（Robert Yokel）博士在许多常见食物中发现了大量的铝，远远超过英国、法国或加拿大人从自来水中摄入的量。

这怎么可能呢？美国食品和药物管理局（U.S. Food and Drug Administration）认为某些含铝食品添加剂属于"公认安全"（generally recognized as safe，GRAS）类别，因此食品制造商可以自由使用。铝化合物在奶酪中用作乳化剂，尤其是在冷冻比萨饼中的奶酪。它存在于常见的烘焙粉及用其制备的产品中；它存在于铝箔纸和某些炊具中，而且你吃的意大利面酱会从铝锅中浸出大量的铝；它存在于易拉罐中，易拉罐的铝可以浸出到其所盛放的产品中。[31]

好在大多数含铝产品都可以被完美地替代。这就引出了我们如何保护自己免受有毒金属伤害的话题。

如何保护自己

正如我提到的，关于阿尔兹海默症中有毒金属的研究仍在进行中。但是，有些事情已经很明确了：

过量的铜、铁或锌不会有任何好处，而且人体根本不需要摄入铝。以下是为了保护自己可以立即采取的合理措施。

检查你的食物

• 从植物来源而不是肉类中获取蛋白质。内脏（如肝脏）和贝类

（如龙虾和螃蟹）富含金属，更不用说胆固醇了。一般来说，不只是在肝脏中，肉类往往会提供超过身体可安全处理量的铁和其他金属。豆类和绿叶蔬菜则以一种更安全（非血红素）的形式提供铁——如果你需要铁，则更易吸收；如果你体内已有大量铁，则不易吸收。

• 检查加工食品上的标签。看到奶酪和肉类配料中的那些脂肪和胆固醇，你已经不想再吃冷冻比萨了。正如食品标签所示，许多品牌的奶酪和面包皮中也含有铝。按照经验来说，你的食物越简单，其中的成分就越清楚。例如，农产品货架上的农产品都是单一原料。

• 选择无铝发酵粉。无铝品牌随处可见。遗憾的是，餐馆不太可能告诉顾客他们使用哪种发酵粉，而且他们的煎饼可能在你不知情的情况下含有不少铝。

• 不用小包装的单人份奶精和盐包。它们通常含有硅铝酸钠，这是一种抗结块剂，可以保持其流动性。[32]

• 检查泡菜调味品上的标签。有些含有铝。

检查你的厨具和容器

• 选择安全的炊具。可以在厨房用品店里选购烹饪表面不含铜和铁的炊具。使用铝箔时，不要接触任何酸性食物。

• 避免使用铝罐。铝制易拉罐里有一层内膜，用来阻止铝渗入产品，但这层内膜并不是有效性极高的可靠屏障。苏打饮料在罐子里的时间越长，其中的铝就越多。瓶子可能更安全，完全戒掉苏打饮料是最好的办法。

检查你放药品和补充剂的橱柜

• 谨慎选择维生素补充剂。大多数面向老年人销售的维生素矿物质补充剂现在都不含铁，但通常含铜和锌。选择只含维生素而不含矿物质的补充剂是有道理的。

•如果你使用抗酸剂，那么只选用不含铝的抗酸剂。美乐事（Maalox）的品牌名称来自其镁和铝的氢氧化物。它可以轻松让你摄入比一天的食物中多 1 000 倍的铝。在胃能达（Mylanta）和盖胃平（Gaviscon）中也发现了铝。不过，Tums、牢利齿（Rolaids)和许多其他产品不含铝。它们是用碳酸钙制成的。顺便说一下，如果你有溃疡，最好的治疗方法是抗生素，而不是抗酸剂。溃疡通常是由幽门螺杆菌引起的，可以通过简单的抗生素治疗来消除溃疡。

•阅读非处方药上的标签。有些添加铝作为着色剂。

•使用除臭剂，而不是止汗剂。常见的止汗剂含有铝，铝可以通过皮肤进入血液。标签上写着除臭剂但没有标为止汗剂的产品通常不含铝。如果你担心避免使用含铝产品意味着体味不雅且天然除臭剂效果不够好，那么你仍然可以使用生产含铝品牌的同一家化工集团的产品。如果你在药店仔细阅读产品标签，你就会明白了。你还会发现许多不含铝的天然品牌，其中一些确实有效。当心那些含有明矾的产品。明矾是一种铝化合物。

检查你的饮料

•看看你的自来水如何储存以确保安全，或使用瓶装水。环境保护署（the Environmental Protection Agency）在其网站上能显示美国某些地区金属含量的水质记录。如果你不确定你的自来水情况，那么选择瓶装水可能较为稳妥。一些家用滤水装置（如反渗透系统）可有效地去除自来水中的铝。如果你家有铜制管道，请不要将自来水用于烹饪或饮用。

•尽量少喝茶。茶树（Camellia sinensis）从土壤中吸收矿物质，铝通常聚集在叶子中。茶叶的铝含量总体上低于食物中的铝含量，但仍需重视。

额外知识

• 锻炼有助于清除体内多余的铁。在第 7 章，我们将介绍如何开始锻炼。

• 尽管听起来令人惊讶，但献血是消除储存过多铁的最快方法。你把血液转交给真正用得到它的人。

那么金属汞呢？

现在你可能会想："等一下！我嘴巴里补牙的材料含有汞！这也有问题吗？"我希望我有一个明确的答案给你。毫无疑问，汞会伤害大脑，这也是卫生部门对孕妇和儿童食用金枪鱼和其他某些鱼类发出警告的原因之一。一些研究人员指出，汞合金填充物会使大脑中汞的量增加 2~10 倍。[33] 另外一些人则认为与多发性硬化症（multiple sclerosis）有关。[34] 也就是说，研究太少，无法做出任何可靠的结论。明尼苏达州的一项大规模研究发现汞合金填充物与阿尔兹海默症之间没有联系。[35]

我认为谨慎的做法是，不再用汞合金填充物补牙并且用较安全的化合物替代现有的汞填充物。我认为在可预见的未来，研究还无法弄清这一问题。

对待摄入金属的底线

发现金属隐藏在 β－淀粉样蛋白斑块内，以及这些金属的影响可能导致从日常头脑混沌到阿尔兹海默症等诸多问题，这是医学上的巨大突破。

研究仍在继续，你需要记住的是人体确实需要一些铜、铁和锌，但所有这些金属都有毒。人体根本不需要铝。简单的步骤将有助于避免潜在的风险。

保护记忆和认知方面的知识远不止于此。下一章将讨论大脑功能中最常见和最具决定性的问题之一——我们饮食中的脂肪和我们身体中的脂肪。

04 ──────────────── 第 4 章
避免摄入有害的脂肪和胆固醇

接下来的一个健康启示并非来自实验室，而是来自一个花园，一个名叫美莎（Masu）的女人正在花园里劳作。她花了一个上午的时间打扫房子、做家务和照料植物，现在她正在采摘午餐要用的生菜、菠菜和大葱。去年，她已经 100 岁了，现在仍然很有活力、身体健康，在这里她这样的长寿老人并不特别。冲绳有很多人都活到了晚年。美莎的堂兄弟分别是 105 岁和 106 岁。

这些年来，她经历了很多，包括第二次世界大战的艰辛，当时冲绳 1/4 的平民死亡，其余人的生活岌岌可危。在那些困难时期，来自家庭花园的食物支撑着他们活了下来，就像他们今天所做的一样。

第二次世界大战后，美国人带来了自己的食物喜好，麦当劳和肯德基最终在岛上开设了店铺。但美莎从来没有去过任何一个。她吃得最多的主食是红薯，仅次于红薯的是米饭。她吃很多绿叶蔬菜、萝卜、海藻和"苦瓜"（nigauri）——这种蔬菜有点像黄瓜。她偶尔会吃一点鱼或猪肉，但这些不是主要的食物。

她的女儿搬到美国并开了一家日本餐馆，她女儿的餐馆提供许多自己家人吃的同类健康食物。他们在冲绳听说过阿尔兹海默症吗？听说过，但阿尔兹海默症在冲绳并不常见，正如她女儿告诉我的那样，"这只有真的非常年老的老人才会得。"

美莎不知道，第二次世界大战期间，在一艘美国驱逐舰上随船出航的一位年轻军医和美莎有很多共同之处。这位年轻军医是医学博士埃尔斯沃思·韦勒姆（Ellsworth Wareham），来自加拿大艾伯塔省（Alberta，Canada）。后来，他搬到加利福尼亚州洛杉矶以东约1小时车程的罗马琳达（Loma Linda）的医学院读书。珍珠港事件使世界发生了翻天覆地的变化。这之后，他发现自己乘坐的船曾经驶过冲绳，而且他吃的东西和美莎日常为自己准备的午餐非常相似。战事一结束，他就回归医学研究，继续深造心胸外科，并且最终回到了罗马琳达大学（Loma Linda University）担任心胸外科主任。

我告诉你这件事情的原因是，正如冲绳人惊人的健康和长寿与大多数其他国家的人不同，也有一些东西让埃尔斯沃思·韦勒姆与其他外科医生区别开来。他有其他外科医生所没有的充沛精力。当其他外科医生退休时，埃尔斯沃思·韦勒姆继续着他的工作。65岁只是一个数字而已。在他到了70、75、80岁时，他仍然戴着手套，穿着手术服，大步走进手术室。每一天，他都像以前一样。

他告诉自己，不可能永远这样持续下去。于是，他决定，95岁应该是他退休的年龄。当那一天终于到来时，他按照自己的计划退休了。尽管他的同事试图说服他留下来，他们想要留住他以及他的经验、稳稳的双手和在做手术时清醒的头脑，甚至提出如果他留下来，会代为支付他的医疗事故保险费。但是，埃尔斯沃思·韦勒姆认为是时候了，他决定放下手术刀。退休后，他会在自家占地两英亩的草地上修剪灌木和树木。他身高6英尺，体重172磅，一直感觉很棒。"我从来没有任何疼痛或痛苦。我都记不得我什么时候得过感冒或流感。"

那么，埃尔斯沃思·韦勒姆都吃些什么呢？在他成长的过程中，他的家人饲养牛来获得牛肉和牛奶，饲养鸡来获得鸡蛋。

他并不特别喜欢这些食物。"照看动物时，我会看到牛奶是怎么来的，我发现牛奶很不卫生。鸡也不太干净，所以我不喜欢它们的蛋。我偶尔吃一次，但不经常吃。我从不喜欢肉或奶制品。"后来，他搬到了罗马琳达，他的饮食又更进了一步。"我发现我根本不需要动物产品。事实上，没有它们我会过得更好。就是这样。在过去的40年里，我没有吃过任何动物产品。"

在其他地方，不吃动物产品可能是一个奇怪的饮食选择，但罗马琳达是许多基督复临安息日会（Seventh-day Adventists）信徒的家园。这些信徒的宗教教义非常重视清洁的生活，不提倡吸烟、饮酒甚至饮用含咖啡因的饮品，也一样不提倡吃肉。所以完全不吃动物产品并不会让那里的人感到特别不寻常。

他乘坐的军舰在冲绳航行时，喜欢来一份美莎常吃的红薯和蔬菜。他自己的饭菜也很简单。早餐吃新鲜水果和全麦谷物加豆浆；烤豆、蔬菜、玉米棒、大豆酸奶，以及晚些时候偶尔会吃人造"肉"；零食则是杏仁或花生。他喜欢自己菜单上的食物，以及这些食物带来的健康和长寿。据他回忆，《华尔街日报》（Wall Street Journal）的一篇文章说，除了母乳，所有的口味都是后天习得的。"换句话说，你的口味会适应你所吃的东西。如果你吃高脂肪、高盐的食物，你就会渴望吃到这些食物。如果你不吃这些食物，你就会开始享受更健康的食物。"

蓝色地带的健康生活经验

冲绳和罗马琳达是人们享受优质健康生活的地方，健康生活中包括到老年大脑功能依然健康。2005 年，丹·比特纳（Dan Buettner）在《国家地理画报》（National Geographic pictorial）上描述了这些引人注目的地理"蓝色地带"（the Blue Zones）。其他"蓝色地带"包括意大利撒丁岛、希腊伊卡里亚，以及哥斯达黎加的尼科亚半岛。

在所有这些地方，人们的食物选择有一个共同点：他们都以来自植物的食物为主——冲绳的红薯、大米和蔬菜；罗马琳达的蔬菜、豆类和水果；撒丁岛的全麦面包、蚕豆和坚果；哥斯达黎加的玉米和豆类；伊卡里亚的面包、橄榄、蔬菜和豆类。

北达科他州的法戈不属于蓝色地带。我在法戈长大，夏天是绿色的，冬天是白色的，当风向对的时候，我总能闻到甜菜厂的气味。我的外祖父是中西部的一个牧场主。据我所知，我的曾外祖父和先辈们也是如此。任何四条腿行走的都可能会被端上我们家的餐桌。

两条腿的也一样。鸭子和鹅飞过北达科他州的湿地，每年秋天我父亲都带着我们家的男孩们一起出去打猎。我们满载而归，在水泥地下室的地板上分割猎物。我们都没办法成为顶级厨师。我们对蔬菜或水果的鉴赏力非常有限。

我的暑期工作使自己吃肉的生活变得更糟，我在麦当劳打工，负责做油炸食物。轮班结束时，我衣服上沾的油脂可能比美莎整整一个月吃的还要多。

我们家的膳食选择对健康的帮助不大。正如我在第 1 章中说到的那样，我的外祖父母都患上了严重的痴呆症。他们生命里的最后几年过得很悲惨。那么法戈和冲绳有什么不同呢？或者，在伊利诺伊州、艾奥瓦州或肯塔基州与希腊还有罗马琳达或伊卡里亚之间有什么不同呢？只是食物不同吗？当然，我们吃的食物各不相同。但你不得不好奇，"蓝色地带"的人们的良好健康是否应该归功于清洁的空气或他们的基因呢？

罗马琳达大学的研究人员也感到奇怪。他们决定要找到答案。他们邀请人们参加一项研究，并将参与者分为 4 人一组。每组内的 4 个人都住在差不多同一个地区。每组包括一名素食者、一名纯素

食者（完全不吃动物产品）和两名典型美式饮食的人。总共有 272
人参与了这项研究。然后，研究人员开始等待。

接下来发生的事情令人吃惊——加州的空气似乎并没有产生什
么影响。尽管每个人都生活在同一个社区，呼吸相同的空气，并且
或多或少都有相似的遗传风险；但是，与那些经常吃肉的人相比，
不吃肉的人患阿尔兹海默症的可能性仅为他们的 1/3。虽然健康生活
方式的其他方面（本书稍后就会讲到）很重要，但是选择食物似乎
是一大主要因素。

来自芝加哥研究人员的启示

在上一章中，我们了解到芝加哥的研究人员是如何认定铜是
认知能力下降的嫌疑犯的。这似乎由于铜易在斑块中积累并产生自
由基，而自由基会损害细胞。但奇怪的是，铜的危害大小似乎取决
于人们吃了多少脂肪。也就是说，随着时间的推移，那些饮食中含
有大量铜，以及大量饱和脂肪或者部分氢化油的人更有可能丧失智
力。那些通常避免摄入这些脂肪的人，无论饮食中含多少铜，都更
有可能保持敏锐。似乎只有在饮食中含有相当数量的饱和脂肪时，
铜才对健康不利。

你见过饱和脂肪。大块培根或牛排上的白色条纹就是由饱和脂
肪形成的。正是它使全脂牛奶变得柔滑，使奶酪变成蜡状。饱和脂
肪的名字来源于这样一个事实，如果你能在强大的显微镜下观察的
话，你会看到脂肪分子完全被氢原子所覆盖。也就是说，脂肪分子
已经饱和了。你不需要成为一名化学家就能发现饱和脂肪。在室温
下，饱和脂肪是固体。猪油和奶酪中显然含有这种物质，而玉米油
和橄榄油中则不含这种物质，因为玉米油和橄榄油很容易从容器中

倒出来，流动性很好。

在美国人的饮食中，饱和脂肪的最大来源是乳制品——奶酪、冰激凌、黄油和牛奶。鸡肉、香肠、汉堡包和烤牛肉这些肉类食品则紧随其后。[2]

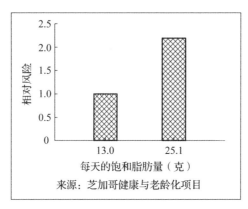

图2　饱和脂肪导致的阿尔兹海默症风险

铜加上有害的脂肪会增加大脑出问题的风险。然而，芝加哥的研究人员发现饱和脂肪本身就对健康有害。在4年的时间里，每天摄入25克左右饱和脂肪的人患阿尔兹海默症的风险至少是那些摄入25克的一半左右饱和脂肪的人的两倍。[3]平常的植物油则具有相反的效果，会降低人们患阿尔兹海默症的风险。

另一种"有害的"脂肪是部分氢化植物油，有时也称其为反式脂肪。它是通过一种称为氢化的过程生产的，食品制造商利用氢化将液态油转化为固体脂肪。这些人造脂肪口感顺滑，保质期长，可用于糕点、休闲食品和炸薯条的制作。不幸的是，这种脂肪不会延长健康身体的保质期。芝加哥研究小组发现，与通常避免食用氢化植物油的人相比，食用大部分氢化植物油的人患阿尔兹海默症的风险要高出1倍以上。[3]

纽约的研究发现与此类似，哥伦比亚大学的研究人员追踪了908名纽约的老年人的情况。研究开始时，所有人都没有阿尔兹海默症。但是在接下来的4年里，那些摄入热量和脂肪较多的人患阿尔兹海默症的可能性是那些摄入热量和脂肪较少的人的两倍多。[4] 随后，纽约研究小组邀请了更多的志愿者参与这项研究，并且基本上保持了与之前相同的研究模式。与那些选择研究人员称之为"地中海"模式的较健康食品的人相比，那些常常食用肉类和奶制品的人患阿尔兹海默症的风险更高。[5] 在芝加哥和纽约的研究中，饮食中"有害的"脂肪较少的人患阿尔兹海默症的风险更小，即使他们有APOE e4等位基因。

芬兰的一项研究得出了大致相同的结果：饱和脂肪增加了具有APOE e4等位基因的人群患痴呆症的风险。[6] 荷兰的一项研究打破了这一模式，表明饮食在最初几年的观察中起着重要作用，但此后就不再起作用了，其中的原因尚不清楚。总的来说，综合评判的结果认为肉类和乳制品中的脂肪会给大脑带来问题。

因此，这些"有害的"脂肪似乎与阿尔兹海默症有关，而配合上铜则使得情况更为恶化。

表 1　比较饱和脂肪含量

食用植物来源的食物颇有意义。除了少数例外，植物来源的食物饱和脂肪含量极低。

高脂肪（克）		低脂肪（克）	
牛肉，磨碎（3 盎司）	5.6	苹果（1 中份）	0.1
腰果（1 盎司）	2.2	香蕉（1 中份）	0.1
奶酪，马苏里拉奶酪（1 盎司）	3.7	豆，花斑豆（pinto Beans）（½ 杯）	0.2

食用植物来源的食物颇有意义。除了少数例外，植物来源的食物饱和脂肪含量极低。

高脂肪（克）		低脂肪（克）	
奶酪，切达奶酪（1盎司）	6.0	西兰花（1杯）	0.1
鸡胸（½ 胸肉，烤过）	2.1	鹰嘴豆（½ 杯）	0.1
鸡蛋（1个，大）	1.6	橙子（1个，大）	0.0
牛奶，全脂牛奶（1杯）	4.6	土豆（1中份）	0.1
鲑鱼，大西洋鲑（3盎司）	2.1	大米，糙米（1杯）	0.3

对心脏有害，对大脑也有害

饱和脂肪、反式脂肪，这些听起来熟悉吗？如果熟悉的话，那是因为这些"坏"脂肪攻击心脏。饱和脂肪和部分氢化植物油会使你的身体产生更多的胆固醇，这反过来又会促使在通往心脏和大脑的动脉中形成斑块，这些斑块会逐渐阻断人体血液的流动。

如果这些"有害的"脂肪出现在你的日常饮食中，那么你的胆固醇水平可能会上升。研究表明，胆固醇水平高的人更容易患阿尔兹海默症。与胆固醇水平低于每分升 200 毫克的人相比，如果你的胆固醇水平在 220 左右，那么你不仅仅是在向着心脏病发作一路进发。你患阿尔兹海默症的风险也更高，大约高出 25%。如果你的胆固醇在 250 或更高的范围内，你患阿尔兹海默症的可能性会高出 50%。[8] 这些数值来自对加利福尼亚州 9 844 名凯撒健康计划医疗集团（Kaiser Permanente）用户的研究，这些用户在 40 岁出头时接受了胆固醇检测。中年时期胆固醇水平高预示着他们在二三十年后患阿尔兹海默症的风险。

看懂你的胆固醇检测结果

高胆固醇水平与患阿尔兹海默症的风险有关。以下是对胆固醇测试结果的解读：

- 总胆固醇指所有各种形式的胆固醇加在一起。根据大多数权威机构的说法，该值应低于 200 毫克（5.2 毫摩尔 / 升）。然而，为了更安全，一些医生（包括我）建议低于 150 毫克 / 分升（3.9 毫摩尔 / 升）或更低。
- 低密度脂蛋白（LDL）胆固醇也称为"坏"胆固醇，因为它会增加斑块的风险。它应该低于 100 毫克 / 分升（2.6 毫摩尔 / 升），一些专家建议甚至更低，低于 80 毫克 / 分升（2.1 毫摩尔 / 升）。
- 高密度脂蛋白（HDL）胆固醇被称为"好"胆固醇，因为它能带走胆固醇。男性应高于 45 毫克 / 分升（1.2 毫摩尔 / 升），女性则应高于 55 毫克 / 分升（1.4 毫摩尔 / 升）。然而，如果健康饮食导致你的总胆固醇非常低（低于 150 毫克 / 分升），那么高密度脂蛋白低可能不是问题。请记住，高密度脂蛋白的功能是带走胆固醇。因此，如果你的血液中胆固醇含量很低，你大概需要更少的高密度脂蛋白。
- 甘油三酯应低于 150 毫克 / 分升（1.7 毫摩尔 / 升）。甘油三酯是血液中的脂肪颗粒，受膳食的影响十分明显。因此，最好在禁食时验血检查这个指标。

曾经，人们认为血液中的胆固醇与大脑中的胆固醇无关，[9] 大脑其实产生自己的胆固醇。但研究人员现在认为情况并非这么简单。他们经过分析发现，导致心脏问题的两大因素——脂肪和胆固醇与大脑问题也有关系。

胆固醇的影响

有时，胆固醇与阿尔兹海默症研究领域的联系仿佛一个巨大的拼图游戏，即使还有很多缺口，但是各个部分已经开始拼出图案。以下是一些研究人员发现的关联：

• 食用较多饱和脂肪和部分氢化植物油的人患阿尔兹海默症的风险更高。这两种"有害的"脂肪都会促进体内胆固醇的产生，高胆固醇水平也与患阿尔兹海默症的风险有关。

• 载脂蛋白 E 基因（APOE gene）产生一种可运输胆固醇的蛋白质。事实上，它是大脑中胆固醇的主要转运体。与没有该等位基因的人相比，具有该等位基因 e4 型（与阿尔兹海默症风险相关）的人更容易从消化道吸收胆固醇，往往他们的胆固醇水平较高，患心脏病和中风的风险也较高。[10]

• 胆固醇会增加 β – 淀粉样蛋白的生成，并在形成可导致阿尔兹海默症的 β – 淀粉样蛋白斑块中发挥其作用。

突然，这个谜题开始变得有意义了。有害的脂肪会导致身体产生胆固醇。而由载脂蛋白 E 携带的胆固醇会促进 β – 淀粉样蛋白的产生，而 β – 淀粉样蛋白对脑细胞不利。正如我们在上一章中看到的，金属加剧了这一过程，锌导致 β – 淀粉样蛋白聚集在一起，铜和铁产生自由基从而破坏我们的脑细胞。一点一滴地，记录着你的孙子和孙女的名字、昨天做了什么、早餐吃了什么的神经元连接开始陷入混乱。

伴随着这类生物学解释的出现，研究人员提出了不同的看法，他们认为这些还不是谜题的完整解释。他们是对的。然而，即便如此，现有的信息还是带来了令人振奋的乐观前景。例如，你有载脂蛋白 e4 基因，它能大量制造可以将胆固醇带到身体各处的蛋白质，这些蛋白质就像许多在超市的肉类柜台前等待的购物车一样。这样看来，你的健康危机重重。如果改变你的饮食呢？如果你完全不吃肉类，而是吃蔬菜、水果、全谷物和豆类，那会怎么样呢？你的身体会制造更少的胆固醇，你对金属的吸收会减少，从而你的健康风险也会降低。保护我们自己的方法开始变得清晰起来，即使基因对我们不利。[3, 4, 11]

加起来看总和

真的就那么简单吗？有害的脂肪真的能让我们患上阿尔兹海默症吗？避免摄入有害的脂肪有用吗？首先，让我们了解一下以下这些数字。怎么做可以达到摄入芝加哥研究中发现的特别危险的量，即 25 克饱和脂肪呢？

这非常容易。乳制品、肉类和蛋类中都含有这种物质。因此，如果你只吃一个鸡蛋和培根作为早餐，午餐吃一个烤奶酪三明治，晚餐吃一份适量的肉，那么这些食物的"坏"脂肪总量将达到 25 克。或者早餐喝一杯牛奶，午餐吃一份鲑鱼，晚餐吃半份奶酪比萨饼。好了！已经达到 25 克的饱和脂肪了。

"啊！"我仿佛听见你惊叹道，"大多数人都是这样吃的！"确实如此。在我长大的北达科他州，那里的早餐看起来不太好。我们每天早上吃一两个鸡蛋，有时加熏肉或香肠。我们不使用黄油，不过我们在烤面包片上涂的是由部分氢化脂肪制成的人造黄油。我们把牛奶倒在麦片里，再另外配上一杯牛奶。我的父母带着我们这样吃，认为他们为自己和孩子提供了营养丰富的膳食。有时我好奇，如果我的外祖父不是养牛为生会发生什么。这个想法听起来很愚蠢。但是，如果我们家的主食不是牛肉、鸡肉和牛奶，而是像罗马琳达、冲绳或撒丁岛，或者其他任何一个人们长寿、健康的地方那样呢？我外祖父母去世前长期缓慢的智力衰退是否原本可以避免？

虽然没有办法确定，但好消息是，今天我们可以选择食用大量的健康食品。蔬菜、水果、豆类和谷物基本上没有"有害的"脂肪。所以你可能会喜欢美莎爱吃的红薯、米饭和绿色蔬菜，或者埃尔斯沃思·韦勒姆常吃的烤豆、玉米棒和大豆酸奶。翻到本书的食谱部分，你会发现早餐吃的是五香南瓜面包和蓝莓荞麦煎饼；午餐吃的是奶油南瓜浓汤，简单的、五颜六色的意大利面沙拉，红薯卷饼或白豆辣椒，然后是红豆或土豆韭菜汤；晚餐吃的是烤齐蒂通心粉意大利蔬菜炖饭；至于甜点，是吃糖渍苹果樱桃、烤苹果还是巧克力布丁呢？可选择的食谱无限丰富。

饮食与药物

正如我们所见，高胆固醇水平与痴呆症有关。所以你要做的是保持健康和低胆固醇水平。为了达到这一目的，我鼓励你们关注健康食品，并在健康饮食不能降低胆固醇时使用降胆固醇药物。到目前为止，药物似乎无法与食物的效果相媲美。

两项为70岁以上的人提供降胆固醇药物的研究显示，老年痴呆症的风险丝毫没有下降。[12] 现在看来，可能是研究的时间太短（分别为3年和5年），或者干预得太迟。不过，事实上，降胆固醇药物不能给你带来健康食品所能带来的全部好处。降胆固醇类的药物不会减小你的腰围或血压。降胆固醇类的药物中也没有纤维或有益健康的维生素。因此，虽然这类药物在某些情况下可能会有所帮助，但它们不会帮你调整冰箱里储存的食物结构。在第 10 章中，我们将详细介绍健康饮食。

我们需要肉类和乳制品吗

如果饱和脂肪的主要来源是乳制品和肉类，你可能会想知道我们到底需要多少肉类和乳制品呢？

这个问题的答案是一点儿也不需要。最健康的饮食完全不包括动物产品。我必须承认，我认识到这一点太迟了，这要归咎于我在美国中西部的成长经历。不过研究表明，选择素食汉堡而不是肉类汉堡；在意大利面上加上大量番茄酱、新鲜罗勒和芦笋尖，而不是肉和奶酪的人，可以获得巨大的健康投资回报。这些人更健康。即使已经人到晚年，做出这种改变之后也会发现体重超重的情况会逐渐减轻；动脉阻塞开始逆转；糖尿病逐渐改善，有时甚至消失；血压会恢复到应有的水平；脑细胞也会更轻松。

对许多人来说，这感觉是一项艰巨的任务。但我们已经找到了一种方法，可以让你进行 100% 健康饮食的无风险试验。你会在第 10 章看到这部分内容。

"好"脂肪

正如我们所看到的，饱和脂肪和部分氢化植物油实际上没什么好处。但并不是所有的脂肪都那么不健康。有些脂肪其实对人体有好处。下面我们来看看这是怎么做到的。

你体内的每一个细胞都被细胞膜所包围。这种膜有 3 层，两层蛋白质，中间夹着一层脂肪。

你仔细观察这层膜，可能认为脂肪中间层看起来不重要。但是，它在很大程度上决定了细胞的工作方式。想象一下，汽车发动机有新的清洁的机油流过其中的各个活动部件，一切运转良好。现在，如果这些机油换成厚厚的黑焦油会怎么样呢？那么就无法正常运转了。同理，细胞膜中的脂肪类型也会影响它们的工作方式。如果你的细胞膜有"好"脂肪，它们会保持健康的状态。

2003 年，法国研究人员对 246 名老年人的红细胞进行了取样，发现其细胞膜富含某种类型的脂肪，即 ω-3 脂肪；与其他人相比，这些老人更有可能保持好自己的认知功能。[13] 早期的一项研究显示了类似的结果：血液中 ω-3 脂肪酸水平高似乎可以防止认知下降和阿尔兹海默症，至少在一定程度上是这样。[14]

并非所有研究都显示出这一益处，[15] 但总体而言，证据表明，在细胞膜中含有"好"脂肪可能会有所帮助。那么"好"脂肪是什么？你是如何把"好"脂肪带到细胞膜中的呢？

让我们先看一小朵花椰菜。从外观上看，你会觉得它当然不会有太多的脂肪。但它确实有一些脂肪，令人惊讶的是，不仅有还足够多。还有一种特殊的脂肪隐藏在花椰菜里，你的身体需要这种脂肪。它被称为 ALA 或者 α-亚麻酸。

用显微镜观察 ALA 分子，我们看到它实际上是一条链，由 18 个碳原子连接在一起。当你吃下花椰菜，这些健康的脂肪分子就会进入你的血液。然后，你的身体会将分子链从 18 个碳原子延长到 20 个碳原子，形成一种新的脂肪，称为 EPA（二十碳五烯酸）。然后再添加两种碳，形成 22-碳 DHA（二十二碳六烯酸）。大脑需要

DHA。因此，这一切都是从食物中基本的"好"脂肪 ALA 开始，最终你的大脑获得了 DHA。

西兰花只是一个例子。在许多蔬菜、水果和豆类中都含有微量的 α－亚麻酸，在其他食物中含量更高，在核桃、种子、亚麻和亚麻油及芥花油中 α－亚麻酸的含量特别高。在日常饮食中加入这些食物，你就有了制造大脑所需脂肪的原料。

但这里有一个复杂的问题。为了将 ALA 从 18 个碳原子拉长到 20 个碳原子，最终拉长到 22 个碳原子，也就是说，为了制造大脑需要的脂肪，ALA 要依靠酶的作用。酶好比是工厂里的工人，把 α－亚麻酸的 18 个碳原子的链和额外的碳连起来，将 DHA 输送到大脑。就像身体中各处的工人一样，酶能做的只有这么多。

此外，还有叫作 ω–6 的脂肪。ω–6 脂肪同样渴望把额外的碳原子固定在适当的位置。它可以结合给 ω–3 脂肪酸加上额外的碳原子所需的酶。ω–6 脂肪存在于某些食用油中——红花籽油、葵花籽油、玉米油、棉籽油、大豆油和葡萄籽油。而且，一瓶这类油中含有的 ω–6 脂肪比西兰花或其他绿色蔬菜中含有的 ω–3 脂肪多得多。因此，如果将这些油涂抹在你的食物上，它们会随着食物进入你的血液，占据处理 ALA 的酶。[16] 突然，你的大脑开始好奇，它需要的"好"脂肪怎么不够用了。

你确实需要一点点 ω–6 脂肪，但大多数人的饮食中含有的 ω–6 脂肪只多不少，以至于这类脂肪排挤了所有其他的脂肪。处理脂肪的酶忙得分身乏术，只有一小部分的 ALA 经由酶转化为更长的 ALA 链式结构。

ω–3 是好的脂肪。但如果人体中有太多的 ω–6，它会挤占 ω–3 要用的酶。那么你该怎么办呢？

第 1 步是把 ALA 丰富的食物加入你的饮食之中。多吃蔬菜、水果和豆类，如果你喜欢的话，可以在沙拉里放上一些核桃或者亚麻籽。

第 2 步是严格限制相互竞争的脂肪。看一看第 10 章中讲到的低脂肪烹饪技术。你可以用清炒的方式烹饪洋葱和大蒜，不必非要把它们浸在油里。你还可以在沙拉上加上更清淡、更健康的调味汁。

看到这里，我想你已经想要避免摄入动物脂肪和部分氢化植物油了，因为它们对健康不利。限制或避免烹饪用油也是一个不错的办法。

这其实是一个平衡比例的问题，要在限制竞争性油脂的同时获得足够数量的 ALA。人体所寻求的平衡大约在 2∶1 和 4∶1 之间，也就是说，每克 ω-3 配合 2~4 克 ω-6。[16] 这是使你的身体能够最大限度地利用 ω-3 来构建大脑所需的长链脂肪的比率。如果你的饮食是以蔬菜、水果和豆类为主，那么自然会获得良好的脂肪平衡。虽然这些有益健康的食物所含的各种类的脂肪都不算多，但它们确实含有与其他种类的脂肪比例均衡的、丰富的 ω-3 脂肪酸。

有些人还会采取第 3 步，那就是确保自己的饮食中含有 DHA。这些人这样做的理由是，对于大多数人来说，实际上能被延长成为 EPA 和 DHA 的 ALA 很少，因此，他们想要直接获得 DHA。当然，他们的问题或许是摄入了过多的 ω-6，从而挤占了转化酶。因此，减少这类竞争性的脂肪摄入非常重要。不过，如果你决定在饮食中补充 DHA，最健康的来源是 DHA 补充剂，你可以在健康食品商店找到这类产品。最好选择纯素品牌。纯素品牌的 DHA 来源于藻类，而不是鱼类，并且不含动物脂肪衍生成分。

尽管如此，尚未证明 ω-3 补充剂对预防痴呆症有价值。在英国，一项为期两年的研究中，867 名老年人服用了一种含有两种不同 ω-3 脂肪酸的胶囊：200 毫克 EPA 加 500 毫克 DHA。这并没有阻止记忆减退。参与者的反应时间、空间记忆和处理速度并没有比服用安慰剂的人更好。[17]荷兰的一项研究显示了相同的结果。[18]可能补充 ω-3 对一开始摄入较少 ω-3 的人更有益处。

我们已经在阿尔兹海默症患者身上进行了鱼油补充剂测试,以确定鱼油是否能减缓疾病的进程。到目前为止,测试结果令人失望。在一项对阿尔兹海默症患者进行的为期 18 个月的鱼油（2 克 DHA）的测试中,结果显示没有任何益处。[19]我们从中学到的是不要依赖药片,而是把富含 ω-3 的食物加入你的日常菜单之中。

不要选鱼

有一些人采取的方法不同,他们选择高于我所建议的植物油含量的食物,并在饮食中加上了鱼。事实上,与牛肉脂肪或鸡肉脂肪相比,植物油和鱼油的饱和脂肪较少,而鱼的 ω-3 脂肪酸较多。在芝加哥的一项研究中,喜欢食用植物油和鱼的人与喜欢吃肉食的人相比,患痴呆症的风险较低,其他几项研究也证明了这一点。[20, 21]

然而,一份鱼更近似牛肉而不是花椰菜。与完全不吃动物产品的人相比,吃鱼的人群有更多的体重问题,患糖尿病的风险更高。[22]体重超标和糖尿病都会使你患老年痴呆症的风险更高。所以,如果你已经在遵循以植物为主的健康饮食,那么再加上鱼确实算是一种倒退。

问题的部分原因是许多鱼类都含有脂肪。例如,大西洋鲑鱼大约含有 40% 的脂肪。奇努克鲑鱼则含有约 50% 的脂肪。

你可能会想说"但它是好脂肪。"是的,有些是好脂肪。但是鱼的脂肪是一种混合物。鱼的脂肪中大约有 15%~30% 是 ω-3,具体数值取决于鱼的种类。另外 70%~85% 的脂肪则并非"好的"脂肪。

它只是饱和脂肪和各种不饱和脂肪的混合物。鱼的脂肪每克有9卡路里，这就是为什么高脂肪的鱼很容易使人腰围增加。

就像其他动物产品一样，鱼肉中也含有胆固醇。特别是一些贝壳类的动物，如虾和龙虾，其胆固醇含量高于红肉。再加上在许多物种（如金枪鱼）中发现了甲基汞和其他污染物，这使鱼类不再是最佳的选择。还有其他更健康的来源可以给人体提供 ω–3 脂肪酸。

也许在一些研究中看到的鱼类的"好处"只是对红肉危害的补偿。换言之，鱼的抗炎症或抗凝血倾向抵消了其他肉类与之相反的倾向。[23]

这一结果并没有让人感到惊奇，因为在"蓝色地带"，鱼并不是饮食的主要构成部分，即便在冲绳或撒丁岛也不例外。那里的主食来源是植物。

地中海之外

一些人提倡"地中海饮食"，即注重摄入蔬菜、水果、豆类和意大利面、鱼而不是红肉；吃橄榄油而不是黄油，也许还喝葡萄酒。这是一个很容易让人觉得有益健康的饮食。对北美洲人来说，"地中海"一词让人联想到的是一个他们很向往的地方。

在本书之前的内容中，我提到了哥伦比亚大学的一项研究。那个项目的研究人员对 1 880 名纽约人的饮食进行了评估。那些主要吃蔬菜、水果、豆类、谷物和鱼类，同时减少肉类和乳制品，以及轻度到中度饮酒的人，在未来 5 年内患阿尔兹海默症的风险降低了 32%~40%。[5]

在一项法国的研究中，同样饮食模式的影响则较小。[24] 研究人员跟踪调查了波尔多 1 410 人的健康状况，发现在这项为期 5 年的研究中，这种饮食模式并没有降低患阿尔兹海默症或其他类型痴呆症的风险，尽管在一些认知测试中似乎确实减缓了认知下降的速度。

对我们大多数人来说，"地中海饮食"模式是一个做出改变的正确的方向。这当然比我从小养成的饮食习惯要好，对你来说可能也是如此。不过，我对此的看法是，我们可以做得更好。就像以鸡或鱼为主的饮食的人在体重、糖尿病风险或心脏健康方面不如完全不吃肉的人，在大脑健康方面也很可能如此。

因此，我建议对地中海模式取其精华——吃蔬菜、水果、豆类和谷物，而不要吃鱼和油。我们将在下一章讨论饮酒的问题。

额外的好处

避免吃高脂肪的食物，以健康的植物为主的饮食会带来两个额外的好处。

减小腰围。采用植物性饮食的人与以动物（包括鱼）为基础的饮食的人群相比，要苗条得多。其中部分归功于蔬菜、水果、豆类和全谷物中的纤维。纤维能够满足食欲，却几乎不含卡路里。此外，植物性饮食也会在餐后阶段略微提高人体的新陈代谢。[25] 所以你会发现，以植物为主的饮食的人，虽然没有计算卡路里或限制碳水化合物，甚至没有在日常生活中增加锻炼，但他们更容易穿上牛仔裤。[25-27]

继而，苗条的身材意味着患糖尿病、心脏病或高血压的风险更小。身材苗条的人患老年痴呆症的风险也较小。[28] 如果你想知道你的体重是否在健康范围内，可以测一下你的体重指数（BMI）。体重指数是一种根据身高调整体重的方法。请记住，如果你身高 5 英尺 7 英寸，那么体重 140 磅算是健康的体重；但是，如果你身高 6 英尺 5 英寸，那么 140 磅就不算是健康的体重。你可以在网上找到一个简单的在线体重指数计算器。健康的体重指数应该在 18.5~25 千克 / 平方米。

如果你刚好想要减轻体重，那么我要鼓励你不要为典型的限制卡路里来减重的饮食方式而烦恼。相反，多吃蔬菜、水果、全谷物和豆类，少吃动物产品和油性食物，你的体重会更容易自我调节。详见本书的第 10 章。

降低血压。如你所知，改变饮食可以降低血压。大多数人尝试降低血压的第一步是减少食盐的摄入，这是明智的做法，但通常效果有限。一个更有效的方法是避免食用高脂肪食物，尤其是动物产品。[29] 这样的饮食能降低血液的黏度（黏稠度），这样一来血液就不像油脂，而更像水。这意味着你的血液流动起来更容易，你的心脏也不必很用力地推动血液向前流动。从而你的血压也就很快降下来了。

除此之外，水果和蔬菜富含钾，钾也能降低血压。这让你在享受减肥的同时也能够降低血压。

总之，这些方法可以产生巨大的影响。在第 10 章中，我会展示将所有这些内容组合在一起的最佳方式。这比你想象的要容易。

了解你的血压

查血压的时候，给你测血压的医务人员会记录下来两个数字（如 120/80）。这两个数字的意思是：

•第一个数字是收缩压。心脏收缩的时候，动脉血压上升达到的最高值。

• 第二个数字是舒张压。心跳之间的放松——心脏舒张末期，动脉里的血压下降达到的最低值。

血压低于 120/80 是正常的。介于 120/80 和 140/90 之间则被称为高血压前期，超过这个值则是高血压。

到目前为止，我们主要谈的是避免有毒金属和"有害"脂肪这两个方面。但是，你需要确保在日常饮食中包含某些可以保护健康（包括大脑功能）的营养物质，也就是 4 种维生素。在接下来的一章中，我们将了解它们是如何发挥作用的，以及可以从哪里摄取这些营养物质。

05

第 5 章
打造你的维生素护盾

迄今为止，避免摄入有毒金属和"有害"脂肪听起来像是一个简单的方法。但我们才刚刚开始。为了捍卫自己的健康，还需要做很多事情。

某些极为重要的维生素营养素很容易被忽视。它们在保护大脑方面起着至关重要的作用。我们来看看其中的 4 种：维生素 E、叶酸、维生素 B6 和维生素 B12。

维生素 E 可以中和自由基

维生素 E 能够保护你的细胞。具体来说，它能击退自由基。正如我们在第 3 章中讲到的，这些仿佛鱼雷般的自由基是借由铜和铁形成的。维生素 E 是一种抗氧化剂，它能中和产生的自由基。

这对你身体的各个部分都很重要，对你的大脑更是至关重要。皮肤细胞和肌肉细胞可以被替换，红细胞和白细胞的更新速度非常快，它们的更新速度实际上按天计算。然而，脑细胞是终生的。你再生新的脑细胞的能力非常有限，并且人体没有能够替代已经死亡的脑细胞的大量后备细胞。

每个脑细胞及其延伸的轴突，还有将一个脑细胞与其他细胞连接的突触都是脆弱的。就像城市广场上日复一日受空气污染物和酸雨侵袭的旧石像一样，每一个脑细胞都被自由基的微观攻击弄得坑坑洼洼。而维生素 E 是人体抗氧化屏障的一个关键组成部分。

那么，维生素 E 有效吗？维生素 E 真的能保护脑细胞吗？荷兰的研究人员分析了 5 395 人的饮食，研究开始时参与者都是至少 55 岁的人。研究人员追踪了参与者食物中维生素 E 的摄入量，然后在接下来的 10 年里跟踪调查。结果表明，那些维生素 E 摄入最多的人患老年痴呆症和其他形式痴呆症的风险降低了 25%。[1]

芝加哥研究人员的发现与之类似，在他们跟踪调查 4 年以上的老年人之中，有 14.3% 饮食中维生素 E 含量相对较少的人患上了老年痴呆症，然而，在摄入了最充足的维生素 E 的人中只有 5.9% 的人患上了老年痴呆症。[2] 让我们来算一下：一个人日常饮食中每摄入 5 毫克维生素 E，患阿尔兹海默症的风险就会降低 26%。[3] 在荷兰的研究中，无论是否有 APOE e4 等位基因，维生素 E 仍然有效果。但是在芝加哥的研究中，这似乎只对没有 APOE e4 等位基因的人有效，其中的原因尚不清楚。

附加说明两点：首先，并非所有研究小组都证实了维生素 E 对大脑的保护作用。其次，不要急着去商店买一瓶维生素 E，而是从食品中获取维生素 E。其原因如下：大多数维生素 E 补充剂中只有一种形式的维生素 E，它叫作阿尔法 - 生育酚（α- 生育酚）。食物中不仅有这种物质，而且还含有第二种形式的维生素 E，它叫作伽马 - 生育酚（γ- 生育酚），此外还有其他形式的维生素 E。这些不同形式的维生素 E 协同产生作用。没有必要让自己去服用维生素 E 补充药剂，一些证据表明维生素 E 胶囊对痴呆症无效。[4]

如果你已经患有老年痴呆症怎么办？维生素 E 会有帮助吗？1997 年，一项大规模的研究项目发现，维生素 E 似乎确实能减缓老年痴呆症的发病速度。该项目被称为阿尔兹海默症合作研究（Alzheimer's Disease Cooperative Study）。这个项目招募了症状中度严重的人群参与研究。[5]他们的平均年龄为 73 岁。这些人已经患有阿尔兹海默症大约 5 年了。通过一天两次服用 1 000 国际单位的维生素 E（α–生育酚），他们能够将大脑进一步衰退的时间推迟近两年。"衰退"意味着丧失日常生活能力、严重痴呆、住院或死亡。

令人遗憾的是，这一乐观的发现并没有被后来的研究再次印证，维生素 E 在阿尔兹海默症治疗中的作用仍然存在争议。因此，作为预防手段，富含维生素 E 的食物似乎确实有效，但一旦患上了痴呆症，其益处就不确定了。

成年人的维生素 E 推荐量为每天 15 毫克（22.4 国际单位）。在荷兰的这项研究中，有益的每日剂量约为 18.5 毫克（27.6 国际单位）。在芝加哥的这项研究中，有益的每日剂量仅为 7.6 毫克（11.4 国际单位）。

哪些食物富含维生素 E 呢

花椰菜、菠菜、红薯、芒果和鳄梨中含有微量的维生素 E。坚果和种子的维生素 E 含量较高，尤其是杏仁、核桃、榛子、松子、山核桃、开心果、葵花籽、芝麻和亚麻籽。

1 盎司普通坚果或种子含有大约 5 毫克的维生素 E。1 盎司是多少？将一些坚果或种子倒入手掌中，倒入的量仅限在手掌的范围内，这就是大约 1 盎司的量。如果这是你日常生活的一部分，那么可以将你患老年痴呆症的风险降低约 1/4，前提是假如芝加哥的研究结果成立。

虽然坚果和种子中富含维生素 E，但脂肪含量也很高，这意味着它们能产生大量的卡路里，更不用说还富含一些饱和脂肪了。因此，我建议限量吃，重点放在上述富含维生素 E 的品种上，而不是吃花生或腰果，因为花生或腰果含有的维生素 E 较少，而饱和脂肪较多。

如果你吃坚果和种子容易过量——撕开一包，很快就吃光一整包。试试这样做：把它们作为一种配料，而不是一种单独吃的零食。把它们撒在沙拉上或掺在调味汁里。这样，你就不那么容易吃完以后再去拿一包了。

表 2　富含维生素 E 的食物[6]

γ - 生育酚		α - 生育酚	
黑核桃	8.1	葵花籽	7.4
芝麻籽	8.0	杏仁	7.3
山核桃	6.9	杏仁酱	6.9
开心果	6.4	榛子	4.3
英国胡桃	5.9	松仁	2.6
亚麻籽	5.7	巴西坚果	1.6

数量单位是毫克 / 盎司

B 族维生素对同型半胱氨酸的保护作用

维生素 E 不是唯一重要的营养素，另外 3 种维生素对于保护大脑方面的作用正在研究中。让我告诉你它们有什么作用。

在你的血液循环中有一种小的破坏性分子，叫作同型半胱氨酸（homocysteine）。体内高水平的同型半胱氨酸与心脏病发作和中风的风险息息相关。同型半胱氨酸也会影响大脑。确切地说，还没准确地了解同型半胱氨酸是如何对大脑进行破坏的，但有人提出，抛开其他不说，同型半胱氨酸与铜和胆固醇结合，共同作用会损害脑细胞。[7]

这个讨厌的家伙是从哪里来的呢？你没有吸入它，你也没有喝下它，它也不是来自食物。实际上，同型半胱氨酸是在你体内产生的。当你的细胞生成蛋白质时，同型半胱氨酸是一种暂时的副产品。

该是维生素发挥作用的时候了。维生素能消除同型半胱氨酸。具体来说，3 种 B 族的维生素——维生素 B6、维生素 B12 和叶酸，作为一个团队来共同消除同型半胱氨酸。如果你的任何一项 B 族的维生素指标很低，那么同型半胱氨酸就会在你的血液中累积。

在荷兰，研究人员进行了一项研究，以了解叶酸补充剂对提高整体记忆和认知能力的作用。[8] 他们邀请了一组志愿者参与研究。这些志愿者身体健康，年龄在 50~70 岁，没有任何重大的记忆问题，但是他们的血液检测结果都是同型半胱氨酸水平高。每个志愿者都遵照要求完成一些基本的认知测试。例如，给他们一张 15 个单词的列表，并要求他们在 20 分钟后尽可能多地回想起这些单词；还有在 1 分钟内说出尽可能多的动物的名字。研究人员记录了他们的反应时间。

然后，一半的志愿者每天补充 800 微克的叶酸。另一半的志愿者服用安慰剂——一种根本不含叶酸的假药片。在接下来的 3 年里，这些志愿者每年都要接受一次测试。

无须赘述，服用安慰剂的那一组最终没有从中受益。但是，服用叶酸组，他们的同型半胱氨酸水平迅速下降，从每升 13 微摩尔左右降至了每升 10 微摩尔左右。他们的记录有所改善，与未服用叶酸的参与者相比，他们的思考速度明显较快。

请注意，荷兰志愿者们的认知水平在我们认为正常的心理机能的范围之内。尽管如此，服用叶酸还是产生了显著的差异。

牛津大学（Oxford University）研究人员的研究更进了一步，对有记忆问题的老年人进行了叶酸、维生素B6和维生素B12测试，这些老年人患上的是足以被诊断为轻度认知障碍的记忆问题。[10] 正如你知道的那样，这意味着这些老年人明显健忘，不过目前情况良好。研究人员给每个人进行了一系列的认知测试。然后，在接下来的两年中，参与者开始了一项每日养生计划，包括800微克叶酸、500微克维生素B12和20毫克维生素B6，所有这些都远远高于这些维生素的推荐用量，并且通常会从食物中获得一种以上。

叶酸与听力

发现叶酸有助于记忆和认知的荷兰研究人员，还研究了叶酸对听力的影响。[9] 毕竟，许多老年人有逐渐丧失听力的经历。在为期3年的研究中，安慰剂组的听力会逐渐下降，这并不奇怪。但是，服用叶酸的人在与语言相关的频率上的听力下降要小得多。在高频率上的听力没有受益。

这并不意味着叶酸可以改善受损的听力。但这确实意味着它可以帮助你保持听力。

测试效果显著。高同型半胱氨酸水平急剧下降，许多人发现他们的记忆力显著提高。测试的准确性提高了70%。脑部扫描显示，随着时间的推移，维生素B也有助于防止大脑萎缩。

这3种维生素能预防老年痴呆症吗？答案是未知的。但对阿尔兹海默症患者的研究表明，许多患者的同型半胱氨酸水平过高，这表明获取消除同型半胱氨酸的维生素至关重要。[11, 12] 一旦人们被诊断患有阿尔兹海默症，补充维生素的作用就令人失望了。在美国最近一项涉及409名轻度至中度阿尔兹海默症患者的研究中，从整体上看，补充维生素 B6、维生素 B12 和叶酸对该群体没有益处。然而，当重点集中在症状最轻的人身上时，与服用安慰剂的人相比，在 18 个月中，服用维生素的人似乎确实减缓了认知能力的下降。[13]

在你冲去买补充剂之前

总的来说，这些研究表明叶酸、维生素 B6 和维生素 B12 有助于降低同型半胱氨酸，并有助于保护记忆。但是，在你购买补充剂之前，需要先了解一些重要的注意事项。

首先，与同型半胱氨酸水平正常的人相比，同型半胱氨酸水平过高的人很可能会从补充维生素中受益。[8, 14] 医生很容易检查你的同型半胱氨酸水平。检测结果超过 15 微摩尔／升被认为太高，一些临床医生认为这一数值应该更保守，他们的要求是不超过 13 微摩尔／升。如果你的同型半胱氨酸检测结果在正常范围内，就没有必要从饮食中大量摄入这些维生素，而是要确保自己没有缺少这些维生素。

第二，在美国，许多食物都添加了叶酸。如果你摄入的叶酸足量，那么摄入超量的叶酸不一定更好。事实上，过量服用叶酸补充剂可能有害。在芝加哥的研究中，补充叶酸没有任何帮助，如果说有作用的话，那就是会随着时间的推移增加患阿尔兹海默症的风险。[15] 类似地，在挪威的一项大规模研究中，研究人员让最近心脏病发作的人补充维生素 B，看是否能防止心脏病复发。然而，研究参与者的同型半胱氨酸水平并不一定很高，B 族维生素的作用最终弊大于利，使未来心脏病的风险增加约 20%。[16] 那么，如何安全有效地获取所需的维生素呢？让我们一个接一个地看。

叶酸的最佳来源：叶酸存在于有枝叶的食物中，如西兰花、菠菜、芦笋和其他绿叶蔬菜。你也可以从各种豆类、豌豆、柑橘类水果和哈密瓜中获得叶酸。它也存在于所有常见的多种维生素补充剂中，按照法律规定，美国的许多谷物产品现在都添加了叶酸：面包、早餐麦片、面粉、意大利面食和大米。成年人的建议量为每天 400 微克。

叶酸不稳定。随着加工和长期储存，食物中的叶酸会逐渐流失。所以要选择新鲜的农产品和收获后快速冷冻的农产品。

维生素 B6 的最佳来源：全谷物、绿色蔬菜、豆类、红薯、香蕉和坚果富含维生素 B6。如果这些食物是你日常饮食的一部分，那么你很容易就能达到推荐营养摄入量。建议 50 岁以下的成年人每天摄入 1.3 毫克维生素 B6；如果超过 50 岁，女性的每日摄入量为 1.5 毫克，男性为 1.7 毫克。

正如你所见，绿色蔬菜和豆类是叶酸和维生素 B6 的良好来源，所以一定要把它们加入你的日常购物清单和菜单里。

维生素 B12 的最佳来源：营养强化产品中有维生素 B12，如早餐麦片或营养强化豆奶、所有普通复合维生素和维生素 B12 补充剂。它也存在于以动物为原料制作的食品中，但是人体对补充剂和营养强化食品中的维生素 B12 的吸收要好得多。

成年人的维生素 B12 建议量为每天 2.4 微克。大多数补充剂的含量不止 2.4 微克，有时甚至更高，而且在较高的摄入量下不会产生毒性。美国政府建议 50 岁以上的人服用维生素 B12 或选择维生素 B12 营养强化食品。我的建议是，不要等到 50 岁。维生素 B12 补充剂对于完全不吃动物产品的人来说必不可少，对其他人来说也是一个不错的选择。

2009 年，新加坡的一个研究小组报告说，血液循环中维生素 B12 越高的人记忆力越好，注意力也更集中。但该研究小组还发现，维生素 B12 对于具有 APOE e4 基因的人群尤其重要。[17]具有 APOE e4 基因且血液中维生素 B12 含量低的人群在记忆测试中表现不佳。但携带 APOE e4 基因且维生素 B12 水平较高的人的表现则要好得多。

那么，为什么会有些人的体内维生素 B12 含量低呢？其原因有二：

第一个原因是吸收不良。在以动物为原料制作的食品中发现的维生素 B12 是与蛋白质结合在一起的状态，许多人特别是老年人，不能产生足够的胃酸，从而让含有维生素 B12 的食物释放出维生素 B12。抑酸药物、二甲双胍（一种常见的糖尿病药物）和胃病会进一步减少人体对维生素 B12 的吸收。

第二个原因是饮食。如果你不吃动物产品（这样很好），补充维生素 B12 就很重要，因为除非额外添加，否则植物性食物中不含维生素 B12。也就是说，人体所需的维生素 B12 很容易从维生素 B12 补充剂和营养强化食品中获得。

底线：在你的日常生活中一定要有叶酸、维生素 B6 和维生素 B12。我的建议是多吃绿叶蔬菜、豆类和全谷类食物，同时额外服用维生素 B12 补充剂。这样它们能共同消除同型半胱氨酸，保护你的心脏和大脑。

水果和蔬菜的神奇力量

到目前为止，毫无疑问你已经注意到研究人员对水果和蔬菜兴趣浓厚。这些健康食品富含重要的维生素和其他营养素，而且"有害"脂肪含量极低。

幸运的是，许多人和研究人员一样对水果和蔬菜钟爱有加。在芝加哥的研究中，与每天只吃 1 份蔬菜的参与者相比，每天吃 3~4 份蔬菜的参与者的认知下降速度减慢了 40%。[18] 水果和蔬菜还有助

于预防中风。[19, 20]

　　某些水果或蔬菜的作用突出吗？你最好吃 1 个苹果还是 1 份菠菜？荷兰的一个研究小组分析了 20 069 名健康人的饮食，然后在接下来的 10 年里跟踪研究他们的饮食，看看哪些食物对健康的影响最大，从而解答了这个问题。结果表明，橙色水果和蔬菜对心脏的保护作用最强。吃胡萝卜、红薯、哈密瓜、长南瓜和这些植物的近亲最多的人，心脏病的风险降低了 26%，可能是受益于 β－胡萝卜素（beta-carotene）和这些食物中的其他营养素。[21] 在预防中风方面，真正效果拔群的是苹果和梨。[22] 平均每天吃一个苹果的人能够将中风风险降低 50% 或更多。

　　但是，不要只盯着胡萝卜和苹果吃，我们的目标是大自然提供的丰富多样的食物。当你走进一家杂货店的农产品区时，你会情不自禁地注意到各种鲜艳的颜色。橙色的胡萝卜和红薯中的 β－胡萝卜素是一种强大的抗氧化剂。使西红柿呈现出红色的物质是番茄红素（lycopene），它是 β－胡萝卜素的近亲。番茄红素也是一种强大的抗氧化剂。除此之外，还有很多其他对人体有益的物质在此不再累述。

　　所以一定要吃胡萝卜和苹果，还有很多其他的水果和蔬菜。神奇作用的来源正是你日常生活中丰富多样的蔬菜和水果。

果汁和提取物

　　我建议你在农产品区购物时买些浆果。是的，蔓越莓汁确实有助于预防尿路感染，蓝莓也有同样的作用。许多浆果品种都含有抗氧化剂和其他抗炎化合物，研究人员已经对浆果进行了脑部效应测试。在一项小规模的研究中，辛辛那提大学（University of

Cincinnati）的研究人员给轻度认知障碍的人提供康宁德葡萄汁，他们发现这种葡萄汁提高了这些参与者的学习能力，并在一定程度上促进了短期记忆。[12] 他们采用的果汁剂量是每天大约喝 1 品脱，持续 12 个星期。[23] 没有必要一次喝完 1 品脱，可以分成小份分次喝完。

辛辛那提的研究小组还发现蓝莓汁有益于健康。[24] 这些研究规模较小，尚不确定其他研究是否会印证这一发现。尽管如此，浆果和葡萄都是健康的食物，富含抗氧化剂，并且不会产生对健康不利的副作用。

葡萄酒算是水果类的一员吗

在法国西南部，加隆河两侧是葡萄园，每年生产近 10 亿瓶葡萄酒。它是世界葡萄酒之都。2004 年，波尔多的研究人员发现，每天喝一两杯葡萄酒的人患阿尔兹海默症的概率是不喝酒的人的一半。[25] 他们患其他类型痴呆症的概率也较低，例如，中风引起的痴呆症。

现在，人们可能想把这些发现归功于当地的产品推广。但荷兰和纽约的研究发现了同样的效果，适度饮酒有助于降低约一半的患阿尔兹海默症的风险。

由于在发酵过程中葡萄皮与果汁的长时间接触，从而使红葡萄酒呈现出深红色，同时这一过程也给葡萄酒中注入了生物活性化合物，使得葡萄酒非比寻常。研究人员正在对其中一种被称为白藜芦醇（resveratrol）的物质进行抗衰老和保护心脏方面的研究。但是当谈到老年痴呆症时，任何种类的酒似乎都能产生同样的效果，并不一定要是葡萄酒。适量饮酒有助于保护心脏，而且对大脑也有保护作用。

但是，在为健康长寿干杯之前，让我先提出几点警告。

首先，酒对于健康并非必不可少。罗马琳达地区的人们往往避免喝酒，因为基督复临安息日会不提倡饮酒。他们这样挺好。事实上，酒在其他人群中的作用可能只是抵消了一些不太健康的饮食的负面影响。如果你吃得健康，那么尚不确定酒精是否会对你有益。

其次，饮酒有风险。如果你每天饮酒超过 1~2 杯，你就有患肝病的风险，而且还有因为饮酒而发生意外事故、产生社会问题和患上多种癌症的风险。事实上，法国政府多年来一直在努力控制法国人因为爱饮酒而引起的肝硬化和汽车事故死亡问题。

即使每天喝一杯，也会增加女性患乳腺癌的风险。其原因可能是酒精对叶酸产生了干扰。事实证明，对消除同型半胱氨酸很重要的 B 族维生素也是人体抗癌防御的一部分，酒精会破坏 B 族维生素的作用。

酒精还会增加铁的吸收。虽然这听起来可能对身体有益，但是酒精会导致人体的铁过量，特别是当你每天喝两杯以上时。[26] 因此，正如你所见，饮酒对人体的影响很复杂，让人喜忧参半。如果你喝酒，最好是适量、间歇地喝，而不是每天喝。同时，要确保在日常饮食中加入了大量的绿色蔬菜和豆类，以提供你所需要的叶酸。

咖啡算是豆类吗

2010 年，芬兰的一组研究人员在与老年痴呆症的斗争中发现了一个不同寻常的盟友——咖啡。在超过 21 年的时间里，他们跟踪了 1 409 人饮用咖啡的习惯。有些人喜欢喝咖啡，有些人则不喝咖啡。但咖啡爱好者一举胜出，患老年痴呆症的风险降低了 64%。即使在携带 APOE e4 等位基因的人群中，咖啡的作用也很明显：他们患病的风险几乎降低了 2/3！[27]

不用说，这对喝咖啡的人来说是一个好消息。但是，有两个问题。首先，尽管之前的几项研究阐释了咖啡对人体的益处，不过，并非所有研究都赞同这一观点。其次，只有那些每天喝 3~5 杯咖啡的人才能从中获益，而且看起来无咖啡因的咖啡并没有作用。

为什么咖啡有助于预防老年痴呆症？原因目前仍悬而未决。当然，咖啡因是一种兴奋剂。咖啡中还含有抗氧化剂和几十种其他可能有效的化学化合物。

到目前为止，像茶这样其他含咖啡因的饮料对人有益的证据还弱得多。如前所述，茶叶中含有微量的铝，这仍然是一个需要考虑的问题。

当然，咖啡因有一个缺点。它会扰乱你的睡眠，进而损害你的记忆。它也会使你易怒，甚至加剧心律问题。咖啡因的作用因人而异，所以我建议你根据自身的情况来做决定。

能保护记忆力的菜单

正如我们在之前的 3 章中所看到的，保护记忆始于对日常菜单的 3 个方面进行改进。

1. 保护自己免遭有毒金属的伤害

要限制铜、铁和锌的摄入，完全无须摄入铝。当涉及食品、炊具、多种维生素、抑酸药等时，只要经过正确的筛选，你就能极大地避免这些潜在的毒素。

2. 给大脑换种油

我们需要阻止有毒的脂肪破坏健康，并且给大脑提供所需要的少量健康脂肪。这意味着要把日常饮食从以肉类、奶酪和其他动物产品为基础的饮食转变为以植物为基础的植物性饮食，避免摄入在零食和油炸食品中出现的部分氢化植物油。在食物的选择上，多食用蔬菜大有裨益，尤其是绿叶蔬菜，还有水果、豆类和全谷类。

不用食用油。在第 10 章中，我将展示一些简单的方法，实现无油烹饪。

3. 构建维生素保护盾

4 种维生素是关键：维生素 E 和 3 种维生素 B。

• 对于维生素 E，吃一些西兰花、菠菜、红薯、芒果或鳄梨。或者，如果想摄入量更大，可以尝试杏仁、核桃、榛子、松子、山核桃、开心果、葵花籽、芝麻或亚麻籽。在沙拉上撒一小把坚果或种子（大约 1 盎司）是一个不错的主意。

下一步，确保摄入 3 种维生素 B：

• 叶酸存在于绿叶蔬菜、豆类、豌豆、柑橘类水果、哈密瓜和营养强化谷物产品中。
• 维生素 B6 存在于豆类、绿色蔬菜、香蕉、坚果、红薯和许多蔬菜中，也存在于全谷物中。
• 维生素 B12 应从维生素 B12 补充剂或营养强化食品中摄取。

好消息是，可能保护大脑的饮食改变与对心脏有益的饮食变化非常相似。这种饮食改变有助于减重。如果你碰巧患有高血压、糖尿病或胆固醇问题，采用植物性饮食会大有裨益。一组简单的菜单更改后就可以一次性达成这些目的。在第 10 章中，我们将用一个简单易懂的菜单计划把所有内容汇总在一起，然后是各种菜谱，让你开始实践。

如果你认为现在已经太晚了

你可能会想，"较为健康的饮食可能对我真的很好。但是现在已经太晚了。损害已经造成了。"让我告诉你一个没有这种想法的人的故事。

医学博士本杰明·斯波克（Benjamin Spock，MD）是世界上最著名的儿科医生。他的书《婴儿和儿童保育》（*Baby and Child Care*）彻底改变了父母养育孩子的想法，至今仍是最畅销的书之一。

他身材高大，体格强健有力。在 1924 年奥运会上，他曾与耶鲁赛艇队一起获得奥运会金牌。他毕业于哥伦比亚大学内科医生和外科医生学院（Columbia University's College of Physicians and Surgeons），在班上成绩名列前茅。他专攻儿科，并学习过 6 年精神分析。

但在后来的生活中，他的健康开始衰退。1991 年，他开始遭受慢性肺部疾病的折磨。这是一种无法根治的肺炎，会反复发作。他之前曾患上肺结核，心脏和肺周围积聚的液体使他容易受到抗生素无法清除的慢性感染。大约在同一时间，一例严重的食物中毒之后，他又患上了慢性神经病，并且双腿虚弱。他的精力在这些疾病中被消耗殆尽。

在波士顿新英格兰医疗中心（Boston's New England Medical Center），他的医生没有对他日益恶化的健康问题进行有效治疗。那些医生基本上算是放弃了。毕竟，本杰明已经 80 多岁了，他不应该期待出现奇迹。本杰明的医生告诉他，待在家里，买一辆轮椅，安装一部电梯。你会过得很好。

本杰明并没有就此放弃。困扰他的并不是医生暗示他应该等死。当他看到安装电梯的价格时，他大发雷霆！

在妻子玛丽（Mary）的鼓励下，他决定试着做出改变——长期注意自己的饮食并做出一些重大调整。他咨询了一位知识渊博的营养学家，营养学家觉得他现在开始尝试新东西还不算晚。于是，把肉类、奶酪、垃圾食品踢出去，把蔬菜和全谷类加进来。玛丽按部就班地执行新饮食方案，准备汤、米饭、炒蔬菜和许多其他菜肴。

几天之后，本杰明的睡眠开始有所改善。3个星期之后，他的体力和精力都恢复了。到6个星期时，他已经减掉了50磅的积聚在心脏和肺周围的液体，感觉自己整个人都焕然一新。

然而，事情并不总是一帆风顺。一天晚上，本杰明在一家餐馆受到菜单的诱惑，决定"请"自己吃牛排。他几乎是立刻就又感到身体不适。他精疲力竭，睡眠中断，这向他证明了真正起作用的是健康食品。于是，他回到了健康食品的正轨，随后他感觉自己又好了起来。

此后不久，他回到新英格兰医疗中心，这次不是为了看病，而是作为特邀演讲嘉宾。他见到了以前曾咨询过的医生，医生们对本杰明的显著进步感到惊讶。

经历过这次改变人生的饮食革命之后，本杰明·斯波克医生开始倡导健康饮食。他改写了《婴儿和儿童保育》一书，加入了有关植物的营养价值的信息，而且他在书中介绍了有关远离他曾经认为对儿童来说必不可少的肉类和牛奶的信息。在我们推动联邦政府改变其饮食指导方针时，他与我所在的组织——美国责任医师协会有过合作。

与 90 多岁的本杰明·斯波克医生交谈就像与一个开始全新人生冒险的年轻人交谈。他拥有广博的知识、慷慨的性格和与他相伴一生的使命感。他在 95 岁生日前夕离世。在他生命中的每一天，他都头脑清醒。

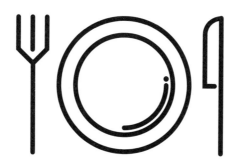

第二部分

———— 第二步 ————
强化你的大脑

正如锻炼可以增强肌肉力量和耐力，你也可以锻炼你的大脑。

认知训练可以加强突触——连接一个脑细胞和下一个脑细胞的桥梁。这些桥梁越牢固，你的状态就越好。

体育锻炼可以增加大脑的血液流动，事实证明，体育锻炼可以逆转与年龄相关的大脑萎缩。虽然，可能你已经有一段时间没有想过要锻炼了，但是扭转这一情况易如反掌，这让锻炼变得异常容易。我们会慢慢开始，由简入繁，由浅入深，每一个步骤都会尽在掌握。

正如将看到的，在第 1 步中学习的食物选择与将在第 2 步中学习的简单锻炼相辅相成、齐头并进。这对大脑功能的益处已经在对照实验和大脑结构扫描中得到证实。

06

能建立认知储备的大脑训练

在旧金山市中心卡尼街上的一个宽敞通风的复式建筑里，一个年轻人正弓着腰坐在电脑屏幕前。在电脑屏幕顶部附近出现一个雨滴，雨滴慢慢向底部落下。雨滴上写着算术题。此刻正在落下的雨滴上写着 9+2。年轻人迅速地在键盘上输入数字 11，雨滴瞬间爆炸，化为碎片。

另一个雨滴出现了。这次雨滴上写的是 6×1。年轻人在键盘上输入了数字 6，这个雨滴也炸成了碎片。然后另一个写着 34+10 的雨滴出现了，他输入了答案 44。这个雨滴也随之被消灭。雨滴的下落速度开始越来越快，一些雨滴出现在左边，另一些出现在右边。他全神贯注，反应迅速，每次他输入正确答案都能得分。

在他旁边，一位年轻女子也在看电脑屏幕。但她的电脑屏幕上显示的是栩栩如生的人物形象。他们是来到食品柜台的顾客，他们期待地看着她。她必须记住他们的名字和他们点的菜。当她答对时，她会得到小费。

房间对面，另一位女士坐在一台显示了 3 个英文字母的电脑屏幕前。此时电脑屏幕上显示的是 CAP 这 3 个字母，她输入 cape、caps、captain、capsize、capture，然后停下来思考，她想要再想出几个同样以 CAP 这 3 个字母开头的英文单词。在规定的时间内，她答出的单词越多，她获得的分数就越高。

这些人不是在玩电子游戏。他们是计算机专家和平面设计师，同属于一个团队。他们正在进行一项训练计划，以建立科学家们说的认知储备（cognitive reserve）。认知储备是神经学中的一个新概念，可以帮助我们更长久地保持记忆。

建立你的大脑回路

不久前，研究人员进行了一项异乎寻常的观察：他们使用特殊的神经成像技术，对活人的大脑进行了研究，发现他们中的许多人有相当多的淀粉样斑块——导致阿尔兹海默症的微观异常现象。

尽管他们的大脑扫描结果看起来不妙，不过，其中一些人没有出现任何认知问题的迹象。他们可以平衡大脑的收支，而且他们不会在想要说出孙辈的名字时磕磕绊绊。[1]尽管他们的大脑发生了变化，但是他们还是设法或多或少地让记忆免遭影响。

他们是怎么做到的呢？科学家推测，其原因是智力刺激。通过多年来不断地向大脑输入信息，他们已经在脑细胞之间建立起了非常多的联系，从而可以弥补以后的损失。这就是认知储备。

把它想象成一条高速公路。你已经有了通往目的地的常规路线。但是如果前面的路被堵住了怎么办？如果你知道绕开阻塞的路，或者知道还有好几条路可以走得通，那么会大有帮助。

大脑中的情况与之类似。当你失去了一些脑细胞或突触，如果其他细胞或细胞连接可以传递信息，那就太好了。理论上，在发生任何故障时，脑细胞之间的连接越多，可以使用的选项就越多。

那么如何建立认知储备呢？最显而易见的方式是在你上学的时候建立认知储备。是的，所有那些用在翻阅书籍、在黑板上写写画画、写作文、解决数学问题、为考试而学习的时间，确实加强了你大脑中的连接。事实上，一项针对田纳西州孟菲斯市和宾夕法尼亚州匹兹堡市老年人的大型研究表明，与受教育程度较低或文化程度较低的人相比，受教育程度较高的人更容易在晚年保持思维清晰。[2] 其他研究也显示了类似的情况。受过良好教育的人的大脑中有较多的"备用路线"，以备不时之需调用。

从你大脑的角度来看，事情可能是这样的：你和一些朋友出去，有人问《乱世佳人》（*Gone with the Wind*）的主演是谁。"我记得那个演员的脸，"你说道，"不过，她叫什么名字来着？我不记得了。她是最有名的女演员之一……"

如果你看过这部电影，你可能记得也可能不记得这位明星的名字。但是，如果你的大脑碰巧建立了一些额外的连接会怎么样呢？你的大脑会突然开始吐出它存储的所有信息，从一个连接到另一个。这部电影是以美国旧南方为背景的……那个种植园被称为塔拉（Tara）……内战正在酝酿……它是在第二次世界大战前上映的……爱上了艾希礼的那个姑娘的名字叫什么来着……艾希礼去打仗了……她最终一贫如洗，嫁给了瑞德·巴特勒……坦白说，亲爱的，我一点也不在乎……是克拉克·盖博……克拉克·盖博和费雯丽……哦，是的！就是她！

这样想起来算不上很好，不过，在各种记忆片段大杂烩中，最终你想起来了你想要的名字。大脑中建立的连接越多，你的记忆力就越好。

教育对此大有帮助。但是也不需要获得核物理博士学位的水平才能让你从中受益。无论你过去的教育水平高低，你现在做的智力活动都会产生作用。在芝加哥的研究中，即使是简单的智力活动，如果经常进行，也有助于预防老年痴呆症。也就是说，例如，阅读报纸、书籍或杂志，做填字游戏，打牌或玩跳棋，去博物馆看展览，甚至看电视节目或听收音机，只要是让你的神经元兴奋的活动都能产生作用。在芝加哥，过去的 4 年时间里，与大脑刺激很少的人相比，从事这些活动的人将患老年痴呆症的风险降低了约 2/3。[3]

这真令人欢欣鼓舞。因此，一组研究人员开发了一套特殊的脑功能训练，看看它们是否能防止老年人的智力衰退。该项目被称为"ACTIVE 研究"，ACTIVE 是英文 Advanced Cognitive Training for Independent and Vital Elderly 的首字母缩写。[4]来自亚拉巴马州、密歇根州、马萨诸塞州、印第安纳州、马里兰州和宾夕法尼亚州的研究人员邀请了 2 832 名老年人参加此项研究。

每位参与者最多接受 10 次记忆、推理或处理速度方面的培训。有一些人要做的是记单词或其他记忆测试；有一些人要按照要求识别一系列字母或单词的规律（如 a…c…e…g…i…）；还有一些人要按照要求记住在电脑屏幕上短暂闪现的物品的位置，然后记录下来。研究人员随后还对参与者进行了强化训练。

5 年后，参与者接受了测试。事实上，参与者的测试结果十分突出。有多突出呢？他们基本上能够抵消 7~14 年的衰老。

然而，他们突出的脑功能在接受过培训的特定领域最为明显。如果他们接受了记忆训练，那么他们在记忆测试中表现良好。如果他们接受过的是推理训练，那么他们在解决问题方面做得很好。如果他们在反应能力上下了功夫，那么他们在速度测试中表现得很好。这些都是独立的大脑功能，所以要达到锻炼全部大脑功能的目的，要借助类型丰富的、各种各样的活动。

这正是在旧金山的复式建筑里的那个计算机团队正在开发的项目，该团队属于卢莫斯实验室（Lumos Labs）。他们正在与著名大学的科学家合作开发一套复杂的、基于网络教学的工具，其目的是增强人在记忆力、注意力、反应速度和解决问题方面的能力。

澳大利亚新南威尔士大学（University of New South Wales in

Australia）的研究人员利用这些练习来确定他们是否能提高轻度认知障碍患者的大脑功能。在为期 12 周的 30 次培训中，参与者要集中注意力，提高记忆力和反应时间。确实，每一周他们在各项任务上的表现都有显著提高。

为了改善衰退的认知技能，许多不同的研究团队一直在测试这类程序。一些研究人员以小组形式进行培训，另一些则是进行一对一的训练。2010 年，魁北克的研究人员对结果进行了估量。[5] 认知训练似乎真的有帮助，能够增强记忆力、改善情绪和提高整体生活质量。

要想了解这类训练，请访问 Lumosity 网站或 Vivity 实验室网站。在这两个网站上有几十个训练程序。每一个都是由简入繁，逐渐达到你想要的复杂程度。如果你愿意，你可以订阅这些网站的服务并定期进行练习。你几乎可以感觉到自己的大脑在不断地创造新的突触。

双语优势

有一种对大脑的刺激特别有趣：说多种语言的能力。多伦多的研究人员发现，掌握两种语言的成年人在患痴呆症时能够为自己多争取到一些时间。这并不是说这些人可以免于脑部问题。但不管这些人出现了什么记忆问题，与只会说一种语言的人相比，他们出现问题的时间要迟 5 年。[6] 在其他研究和不同语言中也出现了类似的发现。[7, 8] 在延缓老年痴呆症方面，说 3 种语言比说 2 种语言的人要好，说 4 种语言比说 3 种语言的人要好。[7]

这样的发现不无道理。毕竟，记忆有问题的人最常见的抱怨之一就是想不起来要说的词或名字。他们会尴尬地停下来，等待想要说的话从大脑的角落里蹦出来。但是，如果你一辈子都在用不止一种语言来表达一切，那么你可以想象一下你多年建立起来的脑回路有多么强大和丰富。

遗憾的是，被忘得差不多的高中法语课没有多大用处。重要的是实际应用的语言，这才是保持大脑灵活的原因。我们还不知道晚年学习第二语言是否和双语成长的作用一样好。我的建议是，订购一些语言光盘，或者打电话给旅行社，预订在国外一星期的沉浸式体验。

当然，学习一门新的语言和学习其他文化都是能够扩展思路的事情，如今学习一门新的语言比以往任何时候都要容易。你可以收看多种语言的电视节目。你可以通过电话学习法语，通过歌词学习西班牙语或汉语，通过免费在线课程学习越南语的基础知识。你可以在书店和网上找到所有有关你想学的语言的书籍和光盘。

就我个人而言，我希望在北达科他州长大的个人经历能对我有益。在那里，由于有大量挪威血统的人，每个人基本上都会说两种语言。在法戈说双语其实很容易，因为我们几乎在所有事情上都使用相同的词汇。"天啊，好冷！"会被翻译成"Uff-da！"如果天气热，我们会擦擦额头叹息着说："Uff-da！"，当我们想要表达："天哪，这一餐可真够贵的！"我们会说一句非常熟悉的"Uff-da！"如你所见，我们甚至从很小的时候就可以用双语思考了。

我们的语言中的词汇量确实比较丰富。我们吃的是 lefse，一种涂有黄油和糖的扁平的土豆面包；还有 krumkake，这个词的意思是"弯曲的蛋糕"；如果你有勇气的话，还可以试试 lutefisk，这是一种用碱液长时间处理后糊化的鳕鱼，是一种几百年前发明的工艺。发明这种吃鱼方法的人的后人们无疑还在深藏功与名，仍不敢让别人知道这玩意儿是他们的祖先搞出来的。吃这些食物会让你感觉自己在实现跨越文化的非凡体验。然而，这些食物对你的大脑的影响可能会抵消你从双语学习中获得的所有益处。

一个简单的记忆辅助工具：建立关联

现在是凌晨 4 点钟，当你意识到今天是纳税日，你还没有邮寄报税表时，你从梦境中醒来。"哦，"你在想，"幸好我还记得这事。"但是，当你躺在床上，你突然意识到，你还需要在去度假之前到洗衣店去拿你的衬衫，检查一下汽车。半夜的这一时刻，你要记住很多要做的事情。你不想打开灯，翻出笔并逐一把这些要做的事情都写下来，你知道自己今晚再也睡不着了，可是你不敢忘记这些要处理的事情。

这种事情总是发生。我们需要记住一些重要的事情，但现在不是处理或写下来的好时机。让我给你讲一个简单的小把戏。

本·普利德莫尔（Ben Pridmore）能启发我们对记忆技巧的思路。本·普利德莫尔住在英格兰北部的德比，他是一名记忆冠军。他能在不到 30 秒内记住一副 52 张的纸牌。你可以随意洗牌，把牌交给他，他把牌逐一扫一眼，然后直视你的眼睛，告诉你，"两张梅花，1 张红桃皇后，10 张方片。"，就这样，他能井然有序地说清整副牌。

再洗牌一次，他能再来一次。他是怎么做到的呢？本·普利德莫尔很高兴地告诉你：他把大脑中的图像关联起来。

我来举一个简单的例子：从视觉图像开始。它可以是任何你可以轻松记住的对象，也可以是与你需要做的事情相关联的对象。对我来说，它是我的黑色小日程簿，我把每周的日程安排、电话号码等都记在里面。如果我碰巧在半夜醒来，需要记住一些东西，我就从我的日程安排的心理图像开始。然后，我想出来一个我需要记住的图像，并将其附在黑色小日程簿的图像上。因此"税收"可能会变成图钉的形象，我可能会想象图钉会出现在黑色的日程簿里。为了让我脑海中的图钉形象令人记忆深刻，我会把图钉想象成明亮的粉红色或发光的橙色大头图钉。醒来后，我会对自己说，"我应该记得什么？"我翻看我脑海中的日程簿，当我看到粉红色或发光的橙色大头图钉的奇怪图像后，我很快就会意识到应该提交我的纳税申报表。

让我们更进一步。你可以把脑海中的图像连接在一起，攒成一串。如果我必须记得的事情是寄一份纳税申报表、去取衬衫、检查汽车，我的脑海就会从我的日程簿开始，这是我每次使用的锚。然后我会在心里把大头图钉按上去，并且将其想象成一种明亮的、令人难忘的颜色。然后其中一个大头图钉就是把一件衬衫钉在我的日程簿上，我也会把衬衫想象成一种令人难忘的颜色。所以，发光的橙色大头钉会把一件俗艳的绿色衬衫稳稳地钉在我的日程簿上。然后，我再添加一辆汽车，它将在一片浓烟中从一只袖子中驶出来。想象出来的图像不应该合乎逻辑或者平淡无奇。这些想象出来的图像越是荒谬和生动，就越令人难忘。

所有这些只需要几秒钟的时间。如果这些图像足够醒目并且相互关联，你就可以轻松记住一切，然后继续睡觉了。试试看，你会明白的。

那么本·普利德莫尔是怎么做的呢？他脑海中的图像制作系统比中年人半夜记事情用的图钉和衬衫要复杂得多，需要一点练习，但基本上是相同的思路。他没有用一本黑色的日程簿作为开始的心理意象，而是在他外祖母的房子里"放置"意象，一个意象引导另一个意象。

这些图像本身来源于他设计的一种语言，在这种语言中，扑克牌的花色和牌点拼写出简单物体的名称。然后，他在脑海里把这些东西放置在自己外祖母家的各个点上。

这显然比记住一些简单的日常杂务更具挑战性。这个方法十分有效。通过使用类似的方法，本·普利德莫尔记住了 π 的值，我的几何老师认为 π 值非常重要。本·普利德莫尔从 3.141 59 开始背 π 值，说了好几个小时之后还能继续。

普通人当然没有必要达到这么超群的记忆水平。我讲这件事情是为了说明一点。人的记忆不是一堆乱七八糟的东西。例如，像洗衣篮里堆在一起的脏衣服，或者抽屉里放得七零八落的一堆袜子。当你的大脑把东西储存起来时，大脑会把它们连成一条链。能否记住事情也取决于是否建立了连接。除非本·普利德莫尔把某事和某种心理意象关联起来，否则他记不住那么多牌。通过将每个新记忆连接到现有记忆，这个过程几乎可以无限延续，没有尽头。

这就是关联记忆很重要的原因。你是否曾经被介绍过某个新人，然后你很快意识到你听到他的名字后特别快就忘了？那是因为你把这个名字扔进了大脑中杂乱无章的洗衣篮，希望以后能找到。可是，你的大脑并不是用这样的方式工作的。任何新的名字、事实、日期、电话号码，或者任何与你大脑中先前存在的位置无关的东西，都会立即溜出你的记忆。

记忆专家将人们的名字与他们脸的某些方面关联起来——鼻子、眼睛、耳朵等。例如，遇到一个叫罗伯特的人，你注意到他有一个相当长的鼻子。这好像也平平无奇，不过这是你看到他时首先注意到的事情。这就是你放置记忆图像的地方。所以，要记住"罗伯特"这个名字，你可以制作一个萝卜的形象，并把这个萝卜与他的鼻子关联起来。

关键是要使图像真正引人注目。也就是说，图像要丰富多彩、不合逻辑、性感迷人、气势磅礴，或者其他任何能将情感融入其中的图像。想象一下，一长串穿着条纹囚衣的萝卜从一个鼻孔跑进去，再从另一个鼻孔跑出来。在头脑中把焦点集中在这个图像上。想象一下萝卜跑来跑去时在他脸上留下的泥巴脚印。把这个图像在脑海中放大。当你下次见到罗伯特时，这张照片会浮现在你的脑海中，并提示你：他的名字是罗伯特。

平平无奇的形象，会触发大脑的删除按钮，不起作用。如果这让你感到惊讶，想想你的大脑在梦里会呈现出什么画面。你曾经在梦中去过杂货店购物吗？还是说你梦到过上班开了几次会？或者你打了一场还算不错的高尔夫球，与朋友共进了一顿丰盛的晚餐，又或者你读了报纸？答案很可能是否定的，因为你大脑中的编剧认为所有这些想法都太枯燥了，于是构建出了酸楚、有趣、性感或以其他方式充满情感的图像。带有积极情绪的图像是最好的，因为你会想要在脑海中留住这些图像。如果你想记住一些东西，就用某种方式给要记住的事情涂上醒目的颜色吧。

关于这类记忆技巧的书有很多。本杰明·利维（Benjamin Levy）的《Remember Every Name Every Time》（Fireside，纽约，2002 年）是最好的作品之一。在东尼·博赞（Tony Buzan）的《Use Your Perfect Memory》（Plume，纽约，1991）中，你还可以找到许多记忆方法的简明指南。

一丝谦逊

尽管认知储备的概念令人兴奋，记忆练习也很有用，但并不能代替对身体的照顾。这意味着要健康饮食，并尽可能地锻炼身体。

如果你吃得不好，给大脑输送了"有害"脂肪和有毒的金属，那么你建立起来的认知储备很容易就会被迅速破坏。如果只是懒散地坐着不动，而不是让你的心脏定期随着锻炼加紧跳动，那么结果也一样。

我父亲上了医学院，完成了内科住院医师实习，翻阅每一期《美国医学会杂志》（*JAMA*）和《新英格兰医学杂志》（*New England Journal of Medicine*），并每晚阅读当地报纸。是的，就是我们当地的法戈报（*Fargo paper*），报纸虽然名气不大，但对我父亲的大脑一样有益。他由此建立了巨大的认知储备。

不过，他也是在一个牧场里长大的，从来没有放弃过爱吃牛肉的饮食习惯。除了几年前，我母亲设法说服他们两人吃得更好的那段时间之外。他们两人在采用了健康饮食一段时间之后搬进了养老院。养老院里提供的金色晚年菜单让他们放弃了健康饮食，而选择了享受一切。他所享受的饮食使他摄入了过量的饱和脂肪和胆固醇，以及铁、铜和锌，饭后胃痛又导致他习惯性地摄入含有铝的抑酸剂。他的认知储备就像被海啸袭击的、危机四伏的房子。当他的记忆和情绪控制陷入混乱时，你几乎可以看到神经元再也无法锁住互相之间的连接。

你想阻止这一切。正如我们在前面章节中所看到的那样，需要改为健康的饮食。还有利用每一个机会给你的大脑带来它渴望的刺激，无论是报纸、填字游戏、上课还是新闻节目。为什么不再往前走一步，跳进一个充满挑战和乐趣的在线课程，或者看看一门外语是否吸引你呢？无论你的年龄和经历如何，你都能找到自己喜欢的内容。

顺便说一句，本·普利德莫尔并不是全能记忆冠军。实际上他曾经被击败过。在日本京都，研究人员开发了一种计算机上的短期记忆测试，本·普利德莫尔在这个测试中败北。测试时数字在电脑屏幕上的不同位置瞬间闪烁，然后突然被空白方块取代。[9, 10]受试者的任务是按正确的数字顺序触摸每个方块，1、2、3、4等。

本·普利德莫尔来到电脑屏幕前，尽了最大的努力完成测试。事实上，他完成得很好。但是，本·普利德莫尔被当地英雄小步（Ayumu）彻底打败了。小步当时正好7岁。它的准确度远远超过人所能达到的水平。

小步是一只黑猩猩。在松泽哲郎博士（Dr. Tetsuro Matsuzawa）的实验室里，小步与大学生和任何敢于尝试的人一较高下。松泽哲郎博士所知道的是——现在所有的神经科学家也都知道了，在这样的记忆测试中黑猩猩比人类更聪明，而且没有人能打败小步。结果表明，正如狗能检测到超出人类敏感范围的气味和声音，椋鸟能以毫秒为单位来协调飞行一样，黑猩猩也有自己的神经心理学优势，这使我们看起来就像初学者。

如果你想超过小步的平均水平，那么可以进入在线测试看看自己的水平如何。卢莫斯实验室准备好了一个他们擅长的在线测试版本。

当然，小步进行了大量的练习，弄清楚他周围的人在做什么和说什么帮助小步建立了大量的认知储备。更不用提它的饮食有多健康了。小步吃水果和蔬菜，没有肉类、乳制品或高脂肪食物，这也有助于它保持健康。

07 第 7 章 保护大脑的体育锻炼

锻炼的益处不胜枚举，有助于大脑健康就是其中之一。当你锻炼身体时，心脏开始剧烈跳动，你可以想象血液和氧气涌向你的大脑，带走尘障，使你的脑细胞恢复活力。确实如此，在特殊的脑部扫描中可以看到经常锻炼的人的大脑的生理差异。海马体（hippocampus）是大脑记忆的关键结构，所有能让你心跳加剧的运动都对海马体有利。无论年龄多大，都是如此。随着时间的推移，与窝在沙发里不爱动的人相比，经常锻炼的人患老年痴呆症或中风的可能性要小得多。虽然我们可能很想过懒散的休闲生活，但是锻炼的巨大好处会诱使我们动起来，挥洒汗水。

如果你不相信，那么我们来看一下科学研究的结果：哥伦比亚大学（Columbia University）的研究人员邀请了一群年轻人（20~45岁）参与，这些身材不健康的志愿者要开始一项锻炼计划。[1] 每个人都可以选择跑步机、自行车、楼梯机或椭圆机进行锻炼，要求是每周锻炼 4 次，每次 40 分钟，持续 12 周。然后，研究人员使用磁共振成像（MRI）扫描他们的大脑。扫描结果表明，他们的大脑实际上正在构建新的血管和新的脑细胞，这种情况各处都有，海马体中尤其多。参与者身体越健康，他们的大脑变化越大，在认知测试中的表现就越好。

"可我已经不是 21 岁了啊！"你可能会说。对于年龄大的人来说锻炼一样有效果，对老年人来说甚至效果更好。事实上，锻炼身体有可能确实会逆转与年龄相关的大脑萎缩。

伊利诺伊大学（University of Illinois）的研究人员招募了95名60岁以上久坐不动的成年人参加锻炼计划。[2] 参加研究的志愿者每星期3次聚在一起进行有氧运动，采用的是旨在提高心率的运动类型（如跑步、步行），而不是无法让脉搏加速跳动的举重或伸展运动。

6个月后，研究人员测量了每个参与者的大脑大小。利用磁共振成像，研究人员测量了他们的灰质，也就是大脑中主要由脑细胞组成的部分（你可以将其想象成大脑的事务部分）。研究人员还测量了他们的白质，白质主要由轴突组成。轴突是从一个脑细胞延伸到另一个脑细胞的线状突起。白质是保持大脑和神经系统各部分相互沟通的纤维集合。

然后，研究人员将结果与训练计划开始前进行的磁共振成像进行了比较。结果表明，6个月后，参与锻炼的人的灰质比以前更大，特别是对记忆和注意力至关重要的额叶区域。这些人的白质也更大。白质体积增大的部分是大脑中能使左右半脑交流的部分。

在此后的一项研究中，研究人员将注意力集中在前侧海马区域上，随着年龄的增长，前侧海马区域通常每年缩小1%~2%。[3] 研究人员组织了120名老年人开始一个简单的步行计划，并在研究过程中跟踪每个人海马体的大小。

参与者每星期散步3次。在第1个星期，散步时间仅为10分钟，但是要快步走，快到参与者的脉搏会明显加快。而后，每星期把步行时间增加5分钟，直到达到40分钟。然后，他们继续每星期40分钟的快步走，包括每次快步走前后各5分钟的伸展运动。

磁共振扫描显示，运动确实逆转了随着年龄增长而逐渐萎缩的大脑。也就是说，运动能使前侧海马区域增大。在这个过程中，参与者的记忆能力也得到了提高。[3]

那么，这是否意味着随着年龄的增长，锻炼实际上可能会保护我们免受记忆问题的影响呢？简而言之，确实如此。西雅图健康协进社团（Seattle's Group Health Cooperative）的研究人员发现，在65岁以上的成年人中，每星期锻炼3次的人与他们那些不常运动的朋友相比，患痴呆症的可能性要低40%。[4]纽约一项为期5年的研究发现结果大致相同。锻炼并遵循健康饮食的人可以将患老年痴呆症的风险降低60%。[5]

瑞典的研究人员做了同样的研究。他们观察了随着时间的推移人们的情况，发现体力活动较多的人患老年痴呆症的可能性低60%。[6]而且，这种益处在那些携带APOE e4基因的人中尤为明显，这再次表明我们所做的选择可以盖过自身的遗传风险。

数个研究小组估算了运动对预防痴呆症的益处，尽管不同研究发现益处各不相同，但是总体而言，研究表明定期有氧运动可将痴呆症的风险降低约30%，并可以将阿尔兹海默症的发病率降低约一半。[7]

如何产生效果的

这样有效果。但是，是如何产生效果的呢？跑步、骑自行车或打网球如何增强心脏功能不言自明。但是，运动到底对大脑有什么影响呢？首先，运动与健康饮食相结合可以保持动脉通畅，维持良好的血液供应。这意味着氧气和营养输入，废物排出。锻炼还对血压、糖尿病和体重问题有帮助，所有这些都对大脑有影响。

部分功劳可能要归功于一种名为脑源性神经营养因子（brain-derived neurotrophic factor，BDNF）的物质，这种物质能够帮助大脑在脑细胞之间形成新的连接（突触），并保护已有的细胞和连接。有氧运动会增加大脑中脑源性神经营养因子的含量。[3]这一点很重要，因为阿尔兹海默症患者的 BDNF 水平往往较低。

当心脏跳动时，大脑开始在细胞之间搭建新的连接，即便对于携带 APOE e4 基因的人似乎也是如此。[7]一些研究人员还推测，运动有助于大脑清除可能导致脑细胞损失的毒素。[8]

想想这意味着什么。大多数人的大脑年复一年，逐渐衰退。从一个细胞到另一个细胞的连接开始消失，大脑非常轻微地渐渐衰老。随着时间的推移，人们会明显感觉大脑不那么敏锐了。但是，当人们开始有规律地在生活中加入让心跳加速的运动时，效果立刻显现，一切都开始改变。这有点像打开一间落满尘埃的、停着法拉利的车库的大门。掸掉灰尘，排出废气，然后让大脑像法拉利一样跑起来，出去遛一圈。

脑细胞真的恢复了活力，这在脑部扫描和正式测试中都能看得出来，每天都能感觉到的变化也能清楚地佐证这一点。

别等了

如上所述，无论年龄大小，锻炼都益处多多。即使在青春期前，也是身体健康状态最好的孩子在认知功能测试中的表现最好。[9]所以不管你是 12 岁还是 42 岁，62 岁还是 92 岁，加速心脏跳动的锻炼都对大脑有好处。

写在开始锻炼之前

如果开始一项全新锻炼计划的想法听起来有点让人望而生畏，

那么我向你保证，我设计的锻炼计划很简单。你可以按自己的步调进行。在开始之前，让我们先看几个重要的注意事项。

运动与饮食的改变相伴并行，而不是用运动代替饮食的改变。不良的饮食习惯很容易抵消锻炼带来的所有好处。因此，请务必遵循前几章提到的健康饮食步骤。给你的法拉利提供它需要的燃料。

运动与健康饮食相结合的价值不仅适用于大脑健康，也适用于身体健康。当人们试图仅仅靠运动减肥而不改变饮食习惯时，他们很快就会失望。[10, 11] 要想消耗快餐店里 6 个一份的炸鸡块的卡路里，你应该跑 3 英里。如果你还点了一杯汽水，那还得再跑 2.5 英里。如果你在接下来的一餐吃了一个汉堡，那么意味着还需要跑 3 英里。从理论上讲，你可以用运动消耗掉所有吃进肚子里的卡路里，可是你得把大量的时间花在运动上，剩不下多少时间做别的事情了。

因此，要让运动增进健康饮食计划的好处，而不是替代健康饮食计划。健康的饮食可以降低胆固醇水平，帮助你远离有毒金属和其他对健康无益的物质，而你的锻炼方案会把饮食改变的益处增强。

请先咨询医生。如果你的年龄超过 40 岁，有任何健康问题或体重严重超重，请在开始新锻炼计划之前咨询医生，以确保你的身体符合锻炼的条件。医生会检查你的心脏、关节、眼睛和足部情况。

医生还会检查你可能服用的所有药物。有些药物会限制你进行有氧运动的能力。例如，如果你服用某些降压药物，那么你的心跳不会迅速地随着运动强度增加而做出反应。因此，你要更加谨慎。

对于糖尿病患者，我有一些特别的建议。如果你患有 I 型糖尿病，那么你的血糖在运动时会飞速下降。对于正在服用药物的 II 型糖尿病患者，尤其是胰岛素或刺激胰岛素分泌的药物，如格列吡嗪（glipizide）、格列本脲（glyburide）、格列美脲（glimepiride）、那格列奈（nateglinide）或瑞格列奈（repaglinide）。有时，你很快就会低血糖；在另外一些情况下，延迟几个小时才会出现低血糖。所以务必要做好准备。携带血糖监测仪和葡萄糖片以应对紧急情况，如有必要，请医疗机构的人员帮你调整饮食时间安排和药物。

保持安全。与伴侣一起锻炼会有很多好处，戴上护腕，穿上舒适的鞋，还有带反光条的醒目的衣服，远离车辆。

逐步加量，欲速则不达。如果你长期久坐，那么你的身体状态不适合参加马拉松比赛。不健康的饮食可能会导致心脏的动脉变窄。你的关节也没有做好承受巨大压力的准备，你最不应该做的事就是让身体过度劳累。所以不要急于一时。随着时间的推移，你将能够做更多的事情。如果你要开始一个新的游泳项目，你不会从游泳跨越英吉利海峡开始。任何一种有氧运动计划的开始阶段都应该是舒适安全的。

开始你的锻炼计划

理论已经齐备。现在是时候开始了。我要提出的运动计划基于步行。不过，我们并不看重步行了多少距离，而是专注于脉搏跳动频率，也就是心率。我们要做的是渐渐地提高你的心率，在一段规定的时间内促进血液流向大脑。专注于心率会让步行变得非常容易。你可以按照自己的感觉走或者停下休息。完全不必让自己过度疲劳。

首先，我们要找到让你的大脑和身体受益的心率的安全范围。然后缓缓地提高心率，让血液流向你的大脑。我们逐渐加强，由你控制步行的速度。最后，我们巩固锻炼的效果，让你保持良好状态，以便投入的锻炼获得最大的回报。

找到心率目标范围。锻炼的时候，我们希望心脏跳动得足够快，这样身体会从中受益，但是也不要太快以至于给心脏造成压力。为了找到安全心率区域，你的医生可以给你做一个心脏压力测试。这种测试通常是通过在跑步机上行走来完成的。将跑步机上的电线连接到你的胸部来传递信号，其目标是确定在没有胸痛或心电图异常这类心脏压力的情况下，你能承受的运动强度。

一种更简单的计算安全范围的方法是根据年龄来计算。首先，用220减去你的年龄。例如，如果你是60岁，220减去60等于160。你刚才计算的是你的心脏所能承受的绝对最大心率。为了安全起见，在运动时你应该让心率保持在这个最大心率以内。

你的心率目标范围应该在你最大心率的60%~80%。当你开始跑步时，目标是你最大心率的60%（对于年龄是60岁的人来说，就是每分钟96次）。当你的身体状况变好后，你可以将心率目标范围提高到最大心率的70%~80%（对于年龄是60岁的人来说，就是每分钟112~128次）。一个训练有素的运动员可能提高到85%，但任何人都不要超过85%。表3将帮助你找到你的目标范围。

对于那些讨厌没完没了的慢跑的人来说，心率目标范围是一个不错的主意。只要在一段时间内保持心率在目标范围即可。你可以在感到不适时停下，准备好后再接着运动。

再强调一次，不要勉强。一定要让你的医生了解你的锻炼计划，并遵循医生的建议。重要的是你在锻炼时感到舒适，可以轻松呼吸和说话，并且无疼痛感。

表3 找到你的心率目标范围

年龄	最大心率	心率目标范围（60%~80%）
20	200	120~160
25	195	117~156

年龄	最大心率	心率目标范围（60%~80%）
30	190	114~152
35	185	111~148
40	180	108~144
45	175	105~140
50	170	102~136
55	165	99~132
60	160	96~128
65	155	93~124
70	150	90~120
75	145	87~116
80	140	84~112
85	135	81~108
90	130	78~104
95	125	75~100
100	120	72~96

如果你现在状态很好，可以从 30 分钟快步走，每星期 3 次开始。如果你不习惯快步走，你可以从 10 分钟的步行开始，每星期增加 5 分钟。所以在第 1 个星期，每次步行持续 10 分钟。可以每天多次，但每次都要保持在自己的极限范围内。第 2 个星期，每次步行 15 分钟，依此类推，直到你达到 40 分钟或 45 分钟。然后，保持这

一时长，每星期至少步行 3 次。

如果你的医生没有任何异议，那么当你步行的时候，你要让心率加快。你的心率应该比休息时高，并且在你的心率目标范围上下。你的心率不应该太快以至于你不能说话、呼吸困难，或者胸部不适。

过几分钟之后，把手指轻轻搭在手腕或颈动脉（在气管侧）上检查心率。数 15 秒的心跳数，然后乘以 4 就得到每分钟的心跳数。

记住，你不需要将步行锻炼与某一目标距离挂钩。相反，正如我前面所描述的，只需一段时间内将心率保持在目标范围之中。也就是说，你可以根据身体的需要跑、走或停。目标是让你的心率保持在正确的范围内。不久你就会发现，你可以感觉到自己的心率是否在这个范围之中，而不需要动手检查确认。

3 个要素

成功的锻炼计划有 3 个关键要素。

把锻炼和社交绑定。 有些人想要按照"一分辛劳，一分收获"的思维模式来锻炼身体。报名参加新兵训练营，在那里，他们每天早上 5：30 起床，面对一名退役教官的大喊大叫。但那里不是你应该待的地方。真的，除非你真的喜欢，否则你无法坚持下去。

能将体育活动转化为真正乐趣的是伙伴关系。与朋友或家人一起散步。选择一个你喜欢的地方，不管你的喜好是自然的环境、繁忙的城市大道，还是别的什么地方。

如果你去健身房锻炼，那么尽量和朋友一起去。然后报名参加你会遇到其他人的课程。如果锻炼计划很有趣，而且有伙伴们的期待为我们助力，那么我们坚持锻炼计划的可能性会更高！

现在用 1 分钟的时间想想怎么利用好这一点。你能把哪些人加入你的锻炼计划？你去哪里能遇到和你有相同锻炼目标的人呢？

顺便说一句，锻炼并不一定意味着要靠跑步机和举重，也可以是跳舞、打网球或在公园里散步。你和锻炼的伙伴可以在走路的时候手牵着手（尤其是如果你们彼此熟识）。

安排锻炼的时间。为了让锻炼发挥作用，把锻炼计划加入你的日程表——用笔把锻炼计划写下来。计划过的事情会按照计划完成，没纳入计划的事情会被忽视。计划好接下来 3 个星期的锻炼计划，并将其视为看病的预约或任何你不愿错过的预约。

因此，现在花 1 分钟的时间安排一下吧。是的，把你的锻炼计划记在你的日历上，当锻炼时间到了，就去锻炼吧！

保持规律的锻炼。一旦你进入了锻炼的最佳状态，你就很容易坚持下去。但是，如果你的锻炼只是间歇性的，那么锻炼的动力就无法把你拽起来去运动。所以要保持规律的锻炼。如果你设定了一个锻炼规定，如每天下班后都要快步走，或者别的合适的锻炼安排，那么你会发现自己开始期待锻炼并乐在其中。不要让自己连续偷懒两天以上。

运动就像抗生素。一剂没有多大帮助。但是，如果你按时服用，那么药效就会达到治疗的目的。

所以，把锻炼和社交绑定，在日程表上安排出锻炼的时间，保持规律的锻炼，其他事情就会各归其位，顺畅起来。

丰富运动的种类

力求运动种类多样化。你可以尝试步行和跑步相结合。或者，如果你感觉精力足够，那么也可以骑自行车、打网球、跳舞，或者参加任何你喜欢的运动。

不要轻视高尔夫球运动。有些人认为这项运动就像马克·吐温说的那样："一次好好的散步被毁掉了。"我不想指责谁。但是，如果你能处理好这项挑战性运动带来的尴尬之处，那么你会得到一个很好的走路的机会。请记得，不要使用手推车，更要避免吃俱乐部会所提供的食物。

有些人喜欢运动视频。跟着运动视频锻炼能让你在自己舒适的家里就体温升高和出汗。你可以在网上和图书馆里找到很多运动视频。

你可能会用到计步器。这是一个夹在腰带上的小装置，它可以记录行走情况。对一些人来说，计步器可以给步行增加一点点良性的竞争趣味。如果自己昨天走了 5 000 步，今天就要走 7 000 步。在我们的研究中，我们使用的是欧姆龙（Omron）的计步器，但市场上还有许多其他品牌。你可以修改你的步幅长度，以跟踪你的步行里程数和燃烧的卡路里数。你可以参照这个数值：对于一个身体状态良好的健康的人来说，充满活力的一天加起来大约有 10 000 步。但是，请记得运动量要保持在自己的安全范围内。

无论你做什么，不要让罪恶感占据了锻炼。当没有时间锻炼时，人们可能会责备自己。但这实际上只是一个生物学问题：体育活动对人体有好处，准备好了就可以开始。如果你已经偏离了锻炼计划，别担心。每个人都会这样。只要掸掉身上的灰尘，尽可能地回归锻炼计划就好。希望你锻炼愉快。

3 种运动全都要

考虑到 3 种不同类型的运动各有其益处，你可以根据自己的目标调整运动计划：

有氧运动指的是跑步、快步走、骑自行车、有组织的踏板有氧运动课、网球、舞蹈或任何其他让你心率加快的持续性活动。这正是我们目前所关注的，因为对于保护大脑来说，真正重要的是有氧运动。这是一种能增加大脑体积的锻炼，并已被证明能显著改善工作记忆（working memory）、计划、多任务处理和其他认知功能。[12]有氧运动还能改善心脏健康，降低血糖和甘油三酯，降低癌症风险。但是，还有两种运动可以使锻炼的益处更加全面。

抗阻力训练可以增强肌肉力量。举重、俯卧撑和深屈膝也能增强你的骨骼。如果你的骨骼强度因骨质减少（osteopenia）或骨质疏松（osteoporosis）而减弱，那么锻炼肌肉反过来会逐渐使你的骨骼增强。一个典型的抗阻力训练方案是每星期对所有主要肌肉群进行3次训练。这项训练包括3组8~10次的重复练习，采用至少8~10次举不起来的重量。

柔韧性练习可以改善关节的活动范围，保持灵活性，并有助于消除慢性疼痛。瑜伽和普拉提是两种很好的柔韧性练习。

对于抗阻力训练和柔韧性训练，我强烈建议至少与私人教练一起完成一期训练。每个人的需求和弱点都相差很大，让私人教练设计一个适合你的训练是值得的。

如果你无法锻炼

虽然我强烈推荐锻炼，但是有些人由于心脏虚弱、关节问题或严重肥胖而无法进行任何有意义的身体锻炼。如果你是这种情况，那么我想你会很高兴知道自己仍然可以从饮食改变中受益匪浅。

你可能会惊讶地发现，在我们的大多数研究中根本不涉及运动，因为我们的目标是看看仅仅改变饮食会怎样。

我们希望测试饮食对体重、胆固醇、血糖或其他指标的影响，如果人们要增加运动，就会搅乱我们的测试。但是我们发现，即使人们不改变自己的锻炼方式，他们的健康状况仍然有很大改善。他们逐渐减轻了体重，降低了胆固醇和高血压，并且改善了糖尿病。疼痛开始消失。

你可能还会发现，在开始采用更健康的饮食方式后，你的心脏会变得更强壮，关节疼痛开始消失，体重减轻，并且感觉更有活力。就这样，有一天或许你终于可以锻炼了，也许这是你一生中的第一次锻炼。

与生俱来的跑步优势

你有没有想过为什么有些人就是喜欢运动，而另一些人则觉得运动令人生畏呢？这不是性格问题，这是生物学问题。

有些人与生俱来在肌肉中就有很多"I型"细胞——特殊的肌肉细胞，有丰富的毛细血管，可以带来氧气、清除废物和防止疲劳。这些细胞还含有大量被称为脂蛋白脂肪酶的酶，可将脂肪分解为燃料。如果你的肌肉中充满了I型细胞，那么在你的朋友因精疲力竭而倒下之后，你会感觉能再跑很远。

II型细胞则不同。II型细胞适合短距离冲刺，但是没法让你跑很远。因此，当人们喜欢或讨厌运动时，这主要是生物学问题——他们与生俱来的肌肉细胞类型。

然而，重要的是：你可以改变肌肉的构成。通过剧烈运动，II型细胞开始获得越来越好的血液供应，最终使它们与I型细胞非常相似。

所以运动能力在很大程度上是遗传的，但运动本身可以弥补天生的短板。

额外的好处

所以说，锻炼可以对抗大脑萎缩，帮助人体更好地工作。此外，运动还有一些重要的"副作用"。首先，身体方面：

• 锻炼有助于减轻体重。锻炼会提高人体整体卡路里的燃烧量，并且运动不会增加卡路里。打网球的时候，你不能把虾蘸上酱塞到嘴里，骑自行车的时候也很难一边骑车一边吃下一个汉堡。
• 对于心脏而言，锻炼可改善心脏健康、降低血压、提高 HDL（"好胆固醇"）并降低甘油三酯。
• 锻炼的女性患乳腺癌的风险更低，即使患上癌症，存活率也会更高。

其次，运动对心理健康也很有益：
• 身体活动有助于你睡得更好。其中的原因不难理解：当肌肉疲劳时，它们需要睡眠。当你睡得很好时，你会想要坚持更健康的生活方式。此外，睡眠甚至可以帮助你预防阿尔兹海默症，我们将在下一章中看到这部分内容。
• 运动是一种天然的抗抑郁药。在一些研究中发现，运动与抗抑郁药物一样有效。

给锻炼加油

我要再次强调一个要点。在健康饮食的同时进行锻炼，两者要齐头并进，而不是用锻炼取代饮食健康。许多人认为，既然锻炼了，就可以吃不健康的食物了。然而，运动不能"燃烧"胆固醇，要靠运动来消除不良饮食的影响是非常难的。

你可以将体育锻炼视为工具箱中的重要工具。从健康的饮食开始，再加上身体和大脑的锻炼，你就会掌握真正的力量。

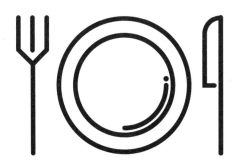

第三部分

第三步
战胜记忆威胁

到现在为止，你已经学到了很多关于营养物质如何保护大脑的知识，以及身体和大脑的锻炼如何加强你的神经连接并逆转与年龄相关的大脑萎缩的知识。然而，尽管有了这些重要的知识，但是如果没有避免某些常见的记忆威胁，那么还是可能失败。

　　睡眠是整合记忆的时候，就像把文件整齐地存放进文件柜里。如果你的睡眠受到干扰，那么你的记忆"文件"就会乱七八糟，在需要的时候也就很难找到想说的名字和词汇。

　　此外，某些药物和健康状况可能会对脑细胞造成严重影响。许多人不知道自己的记忆问题可以通过改变用药处方或潜在的疾病来解决。

　　我建议不仅要仔细阅读以下章节，而且在看医生时也随身携带这本书。你可以将其用作可能值得调查的药物和医疗状况的清单。

08

睡眠时增强记忆力

当我进入医学院三年级时，我很快了解到睡眠对于记忆力的重要性。我的那一年是在乔治华盛顿大学医院（George Washington University Hospital）的外科病房开始的，日程安排得令人痛苦不堪。每星期的工作从星期一早上 8 点开始。我们星期一白天工作一整天、星期一晚上工作，星期二白天又是工作一整天，最终在星期二晚上回家休息——一个轮班持续了超过 32 个小时。然后，星期三是 8~10 个小时的正常工作日。星期四又开始了，星期四白天工作一整天、星期四晚上工作，接着是星期五白天工作一整天，然后星期五晚上在家中崩溃。我们星期六和星期天也工作。工作时间表一直这样周而复始，每星期 7 天。医学生、实习生、住院医生——我们都这样生活。

读到这里你无疑会为临床护理掌握在长期睡眠不足的人手中而感到震惊不已。幸运的是，从那时起，巨大的变化也悄然而至。

我按照这个日程安排工作了几天后，发现自己的短期记忆变的千疮百孔。我必须写的医嘱，需要看的病人，要检查的实验室结果——除非我把这些事情都写下来，否则我一项也记不住。其他医学生也有同样的经历。伴随着长时间的失眠，我们的记忆力被耗尽了。然后，当我们终于放假并开始补觉时，记忆恢复了正常。

睡眠非常重要。当你打瞌睡并且大脑不需要继续关注有意识的生活时，大脑就可以整理一天的经历，重新设置你的情绪平衡，加强你的疼痛控制，并从总体上进行整理。到了晚上，你的大脑就像一个道路工作人员。天黑后，道路工作人员在高速公路巡查路面，在坑洼处放上橙色的圆锥体标记、填补坑洼、补画白线、修补路面，然后在早上高峰时间开始之前消失。如果你一天24小时工作，全天不休息，那么你的坑洞就永远没有机会被填补。

如果你对大脑需要休息感到惊讶，那么请想一想自己身体的其他部位。你不能一天24小时都锻炼肌肉。肌肉需要在锻炼后休息以进行修复和恢复。运动员们都知道，在运动后让肌肉和关节有时间恢复和重建，这一点与运动本身一样重要。

大脑研究人员表示，睡眠有助于大脑巩固记忆。假设你从一本书中学到了一些新知识，或者学到了演奏乐器的新技法；这些记忆痕迹起初很脆弱，非常容易丢失；而睡眠帮助这些记忆永久性地存起来。

研究表明，前半夜是我们巩固对事实和事件记忆的时间。后半夜，当快速眼动（rapid-eye movement，REM）睡眠占主导地位时，我们会整合与新技能和情绪相关的记忆。[1]

在前半夜，身体会大大减少皮质醇的产生。皮质醇是一种以其在压力中的作用而闻名的激素。皮质醇发出信号，让你对危险保持警惕，并做好战斗或逃跑的准备。当大脑试图将事情归档时，由皮质醇驱动的高度警觉性会分散大脑的注意力，这是大脑最不希望发生的事情。所以，你的大脑会降低皮质醇的浓度，以继续手头的工作。

在一项实验中，研究人员在前半夜向熟睡的志愿者静脉注射皮质醇，发现皮质醇严重降低了志愿者对事实和事件的记忆能力。[1]

所以说，在凌晨1点钟，一名医学生给患者抽取血样，然后迅速将血样送去实验室，接着将患者从急诊室推到病床上，接下来安慰患者的家人。这名医学生所做的这一切不仅是忽视睡眠需求，他还处于压力之中，这会刺激皮质醇的释放——皮质醇正是在大脑睡着时会干扰记忆巩固的激素。即使这名医学生可以忙里偷闲，能在实验室进行检测或患者进行 X 射线检查时花几分钟打瞌睡，这种睡眠也没有多大用处。

这类问题不仅仅出现在医学生身上。会计师、教师、卡车司机、过度劳累的父母们、工厂里轮班的工人、国会议员等，几乎所有的人都容易处在蜡烛两头烧的境况之中，从而导致皮质醇水平升高，进而干扰记忆。

进入下半夜，一切都变了。眼球的快速运动表明你正在做梦。前半夜重要的事实和细节现在让位给充满各种情感的、荒谬的梦想戏剧。现在皮质醇水平开始上升。有人提出，就像皮质醇在睡眠早期干扰记忆巩固一样，它也会在深夜缓和情绪记忆，让情绪记忆不那么强烈，更易于控制。

患有创伤后应激障碍的人与大多数人不同，他们经历的不愉快的记忆没有得到缓和处理。他们反复重新体验创伤性事件的可怕记忆。验血的结果表明，出于某种原因，他们的皮质醇水平没有像其他人那样在后半夜升高。[1]

睡眠和淀粉样蛋白

圣路易斯华盛顿大学（Washington University in St. Louis）的一个研究小组发现，睡眠在保存记忆方面可能发挥更大的作用。研究人员使用极细的管子插入志愿者的下背部收集脑脊液。[2] 在 36 小时内，研究人员在志愿者说话、看电视、吃饭或睡觉时每隔一小时采集一个小样本。研究人员在寻找的是淀粉样蛋白。

正如你现在已知的那样，研究人员一直在对大脑中形成的微小淀粉样蛋白斑块进行深入研究。研究人员试图了解它们形成的原因，还有它们如何导致记忆丧失。淀粉样蛋白是由脑细胞产生的，最终它会经由脊柱向下流动，研究人员可以在下背部采样进行测量。

研究小组注意到了几件重要的事情。首先，淀粉样蛋白具有昼夜节律。它像潮水一样有起有落，日复一日。淀粉样蛋白激增之后是长时间的平静，然后循环再次开始，周而复始。

那么是什么驱动了这个循环？如果我们能找出导致淀粉样蛋白潮起潮落的原因，也许我们可以减少它的数量，并减少那些起起落落可能对大脑造成的损害。

或许在进餐时淀粉样蛋白的产生会增加；或者也可能是身体活动导致淀粉样蛋白升高，然后当我们安定下来时它就会减少；或者有可能就像许多其他激素一样，这只是一个昼夜循环。

因此，圣路易斯研究小组的研究人员用摄像机来观察志愿者在做什么，同时测量了志愿者脑脊液中的淀粉样蛋白。研究人员看着志愿者们吃饭、说话、阅读、睡觉、看电视、在电脑上打字，甚至上厕所。他们追踪志愿者的身体姿势——平的、直立的或介于两者之间的。他们观察脑脊液中淀粉样蛋白的含量是否会随着每次活动而上升或下降。

以下是研究人员的发现：无论志愿者们是坐着、站着还是躺着都没有关系。他们是在安静地阅读，或者是在房间里走来走去都不重要。闭目静坐与让他们的大脑从电视节目或电子游戏中得到强烈的刺激，并没有太大的区别。

重要的是他们是否醒着。淀粉样蛋白在人清醒时上升，在入睡时下降。研究小组推测，在睡眠期间，大脑能够清除自身的淀粉样蛋白。

因此这表明人对大脑的淀粉样蛋白产生有一定的控制力。如果你在工作项目上加班加点，看深夜节目，或者吃夜宵，你的大脑就一直不能进入睡眠，一直生产淀粉样蛋白。相反，如果你去睡觉，那么淀粉样蛋白工厂也终于可以下班了。你越早睡觉，淀粉样蛋白工厂就越早停工。睡眠可以帮助你停止产生淀粉样蛋白。

圣路易斯研究小组还注意到了一点。与年轻人相比，睡眠在阻止老年人淀粉样蛋白产生方面似乎不太有效。但睡眠的好处似乎一直都存在。我们可以从中学到的是，你对自己的大脑所能做的最糟糕的事情之一就是剥夺睡眠。大脑中的神经元渴望你闭上眼睛，获得足够的睡眠。

当你阅读本书时，请抬头看看时钟。如果已经是晚上 10 点之后，那么请你合上这本书，上床睡觉。你的大脑很累，你要让它停止制造淀粉样蛋白了。

无意识的另一个好处

睡眠会给你带来更多好处。当你无意识的时候，你无法伸手去拿甜甜圈。而且，确实关灯早睡的人比熬夜的人瘦。这对你减小腰围有好处，反过来，纤细的腰围也有利于整体健康，特别是对大脑健康有益。

睡个好觉

睡眠是大脑最好的伙伴。但是，很多人很难睡个好觉。他们躺下，但是睡不着；或者他们很早就醒了，之后无法再次入睡；又或者也许他们没有给自己睡觉的机会，一直不睡，并且还设定早起的闹钟，不会睡足一整夜。

如果睡眠对你来说是一件难事，那么我可以给你一些重要的提示，从一些看似无害却对睡眠不利的东西开始。

咖啡因。如果咖啡因没有干扰你的睡眠，你感觉精神很好、记忆敏锐，就不用担心。与咖啡因有关的健康问题非常轻微。实际上，正如我们在第 5 章中所看到的，一些证据表明，精力充沛的咖啡饮用者实际上患阿尔兹海默症的风险更低。但是，如果你辗转反侧、无法入眠，那么是时候承认咖啡因对你的影响了。

一句话概括就是，咖啡因会持续存在很长时间。如果你在早上 8 点喝了一杯咖啡，那么到晚上 8 点，1/4 的咖啡因仍在你的血液中循环。

如果换一种方法来解释，可以说咖啡因的半衰期（身体消除血液中一半咖啡因所需的时间）约为 6 小时。因此，早上 8 点喝的咖啡中的咖啡因到下午 2 点已经减少了一半，到晚上 8 点则减少了 3/4。但是，余下的 1/4 咖啡因足以让你没法进入安稳的深度睡眠状态。

而且，更糟糕的是，脑电图（EEG）显示，咖啡因会降低慢波睡眠，而慢波睡眠对于深夜时巩固记忆至关重要。因此，你可能在白天学习了各种各样的东西，但是到了晚上学的东西会消失；因为咖啡因会阻止大脑巩固记忆，使这些脆弱的学习记忆无法永久化。

"但是我喝杯咖啡后，感觉会很好。"你这样说，"没有咖啡我感觉很糟糕。"许多喝咖啡的人都有这种感觉。但是，咖啡因是一种复杂的药物。首先，咖啡因是一种温和的止痛药，这就是为什么许多非处方镇痛药中添加了咖啡因。同时，咖啡因也是一种兴奋剂。当你的大脑习惯于咖啡因带来的影响后，如果你哪一天没有摄入咖啡因，那么你会感觉非常糟糕。那是因为你是在戒断咖啡因。

咖啡因在头脑清晰方面的影响则不同。咖啡因可能会帮助大脑保持清醒，并且减轻疼痛，但是这并不意味着就会让你的头脑清晰、情绪稳定或感到前景光明。对一些人来说，咖啡因使他们保持清醒，但同时也使头脑迟钝、迷糊，或者情绪紧张。

每个人的情况都不一样。有些人代谢咖啡因的速度较快，有些人则较慢。明白咖啡因如何影响你很有意义。

如果你确实改掉了摄入咖啡因的习惯，那么你可能会注意到自己的思维明显变得更清晰、更聪颖、更灵活，烦躁情绪消退了，感觉周遭的世界也更友好了。在你达到这种状态之前，你将经历几天的咖啡因戒断，因为咖啡因要抓紧你对它的忠诚，顽抗挣扎。不过，最终当你战胜了戒断反应，你会很高兴自己把它抛在了脑后。

酒精。酒精好似一个魔鬼。一两杯酒轻轻地哄你入睡。但是到了清晨，你的睡眠会开始变浅。凌晨4点左右，忧虑将你唤醒，你会发现自己正在沉思前一天遗留的问题。

这种清晨的觉醒不是由红葡萄酒和白葡萄酒混合的结果，也不是黑啤酒中的沉淀物引起的。而是由酒精分子转化成的一种密切相关的化学物质——醛引起的。这是一种会令人兴奋的物质。这种化学物质可没有酒精的迷人之处，却会让你睡不着觉。

蛋白质。早上摄入蛋白质可以帮助你保持警觉。蛋白质通过阻止大脑产生血清素来实现这一结果。血清素是一种调节情绪的化学物质，也可以帮助你入睡。因此，如果你的早餐之中有一些豆类或豆制品，如素肉香肠、蔬菜培根或炒豆腐，那么会比只吃百吉饼时明显更加警觉。如果你先吃高蛋白食物，然后再吃含淀粉的食物也可以。请注意，我提到了高蛋白食物的素食版本。我建议在日常饮食中不要碰培根、香肠、鸡蛋或其他脂肪含量高、胆固醇高的食物，这对你没有好处。

到了晚上，你需要相反的效果。也就是说，你要让大脑制造血清素来帮助你平静下来并安稳入睡。所以，你的晚餐要包含更多的淀粉类食物，并避免高蛋白的食物。大米、意大利面和面包等富含天然淀粉的食物会刺激大脑产生血清素。你会发现这样的食物能让你更加容易入睡并且安眠一夜。

食物和血清素

蛋白质会阻止大脑产生血清素，而碳水化合物则具有相反的作用，它可以帮助大脑制造血清素。这一点很重要，因为血清素可以帮助你入睡。事情是这样的：

蛋白质分子就像一串珠子。每个珠子都是一种氨基酸。当蛋白质被身体消化时，细绳会断裂，每个"珠子"（即每种氨基酸）都会从消化道进入血液。有一种特殊的氨基酸，被称为色氨酸，会从血液进入大脑，在那里它会转化为血清素。

但是，如果你吃的是由高蛋白组成的一餐，那么大量氨基酸会进入血液。而且，氨基酸在你的血液中越多，色氨酸就越难进入你的大脑——各种氨基酸混在一起的竞争太激烈了。因此，虽然高蛋白食物之中含有一些色氨酸，但是它们有许多其他氨基酸与之竞争。其净效应是色氨酸被挤出大脑。你的大脑最终会产生较少的血清素。

到了晚上，你要让色氨酸进入你的大脑，这样它就可以制造血清素，帮助你入睡。要想达到这一目的，你需要的是碳水化合物。淀粉类食物会刺激胰岛素的释放，从而从血液中去除许多竞争性的氨基酸，使色氨酸在血液中自由循环。然后，色氨酸就会很容易进入大脑并产生血清素，从而帮助你入睡。

因此，淀粉类食物可以作为天然的安眠药。但是，如果你想保持警觉，那么豆类或豆腐等高蛋白食物则是你的最佳选择。

卫生间的呼唤。如果你每晚要起床好几次去卫生间，那么就打乱了大脑的夜间例行工作。晚上少喝点水是值得的。

如果碳酸饮料中那些诱人的气泡让你喝得比需要的多，你的身体会像海绵一样吸收这些水分，然后再释放出来。改为喝普通的水，就不太可能喝得过多了。

减少咸味食物也可以让你受益。盐会在血液和身体组织中保持水分，随着夜晚时间一分一秒地过去，这些水会逐渐通过肾脏进入你的膀胱，从而唤醒你。

如果你每晚多次去卫生间是由于前列腺问题，那么是该找医生好好检查和治疗的时候了。一些证据表明，植物性的饮食同样对你的心脏有益，有助于预防中风和阿尔兹海默症，对你的前列腺也有好处。

缺乏运动。如果白天进行了大量的体育活动，那么你晚上会睡得更好。想想孩子，他们整天跑来跑去，晚上睡得几乎像是昏迷。随着年龄的增长，我们的体力活动往往会越来越少。对于我们中的一些人来说，我们得到的唯一锻炼就是在键盘上打字。因此，当我们躺下睡觉的时候，我们的大脑可能会感到疲惫，但我们的肌肉并不累，因此它们不需要睡眠。这样一来，你的睡眠会很轻，很容易被轻微的噪声或担忧打断。最终，你会一整天都昏昏沉沉。

所以为了睡个好觉，做点运动。有助于睡眠的最佳运动是那些对你的肌肉造成一点压力的运动——俯卧撑或举重。即便是少量的运动也会对睡眠产生显著的影响。

在开始新的锻炼计划之前，你应该向医生征求意见。你要确保自己的心脏和关节不会出问题，能负担得起锻炼。

睡前常规。如果你有猫，请在睡觉前观察你的猫在做什么。猫会伸展身体，张开爪子，打个大大的哈欠，然后蜷缩起来睡觉。狗也会这样。在医学院时，我有一只从实验室救出来的宠物老鼠，她常常伸出可爱的小鼠爪，打哈欠，进入梦乡，梦见三角函数或土星环，或者任何会出现在小老鼠梦境里的事物。

人也这样做。孩子们伸展身体和打哈欠，准备睡觉。但是，你有没有注意到成年人往往不会这样做？不管是因为咖啡因、压力还是其他原因，成年人做的只是合上杂志，关掉灯，然后希望自己进入睡梦之中。

如果你曾认为这些睡前常规动作没有任何作用，不妨试一试。睡前半小时左右，张开嘴模拟打哈欠。伸出手臂，好好地伸展一下。一开始你只是在做动作。但是，这样做 4 次——每次都打一个大大的哈欠再伸展一下，你很快就会引发真正的哈欠和深层肌肉伸展。然后，请留意这对随后的睡眠质量有什么影响。你可能会发现，伸展和打哈欠可以让身体和大脑准备好开始进入睡眠。

如果你难以入睡，请使用这些简单的睡前常规动作，看看是否有帮助。

如果需要就打个盹

有些人因为害怕晚上睡不着，所以白天不敢打盹。如果午睡时间很长，确实可能会让你晚上睡不着。但是打盹这样的小睡一会儿不会干扰睡眠，还可能会帮助你摆脱累积的紧张情绪，让你在晚上更容易放松。

关于安眠药的建议

弗吉尼亚州的一个男人被闹钟声吵醒，然后起身下楼去厨房准备早餐。厨房的桌子上放着一盒打开的麦片、各种水果、一条面包和其他各种日常用品。"这很奇怪，"他想，"谁把那些放在那里的？"他看了看冰箱，发现里面摆满了橙汁、杏仁奶、沙拉配料和许多其他东西，真是令人惊讶。由于他是一个人住，所以这些神奇出现的杂货是一个谜。

前一天晚上，他服用了唑吡坦（zolpidem，），一种广受欢迎的安眠药，它在药品市场上的商品名是安必恩（Ambien）。在这种药物的影响下，他开车去商店囤了一个星期的东西，购物之旅的所有记忆在早上之前就被抹去了。许多其他人报告了类似的情况——在睡着时出现走路、开车或大吃大喝这类的奇怪经历，随后完全不记得他们前一天晚上为自己举办的即兴派对。

一些睡眠专家发誓安必恩比许多旧的助眠剂安全得多。但事实是，出现记忆问题的情况非常普遍，安必恩的处方信息已经更新，包括严厉警告人们可能做各种做过之后不记得的事情。我强烈建议你避免服用这种药物。

其他安眠药也会影响记忆力。其中一些会阻断神经递质乙酰胆碱。这类药物名单上包括苯海拉明（diphenhydramine）［苯那君（Benadryl）、Sominex］和多西拉敏（doxylamine），它们不仅存在于安眠药（如 Unisom）中，还存在于夜间用的感冒药中［如奈奎尔（NyQuil）、Alka–Seltzer Plus Night Cold 和 Tylenol Flu Nighttime］。如果你对乙酰胆碱的阻断作用反应过于强烈——例如，服用大剂量或将两种或多种具有相似效果的药物一起使用——那么你可能会出现口干、视力模糊、便秘、尿潴留，并最终导致精神错乱和记忆问题。

许多抗抑郁药也用于帮助睡眠，它们易于阻断乙酰胆碱的倾向也会导致同样的问题。我们将在第 9 章中详细讨论药物。

富有和智慧

睡眠对于记忆和健康的许多其他方面的作用都必不可少。我建议你在晚上 10 点关灯。让你的大脑进行修复和重建工作。注意咖啡因和酒精，在一天的晚些时候不吃高蛋白食物，多做运动，并尝试我提到的睡前常规动作。你的大脑会为此感谢你的。

09 ─────────────────────── 第 9 章
影响记忆的药物和疾病

　　一名男子走出诊所，他刚刚做了例行结肠镜检查。"医生说我很好。"他告诉在车里等着的妻子，"我接下来 5 年都不用再来找医生做这个检查。""那太好了！"她说，"疼吗？""嗯，嗯……"他结结巴巴地说，"其实，我不知道。我什么都不记得了。这很奇怪——我什么都不记得了。"他不记得的原因是他的医生给他开了一剂药，抹去了他对这件事的记忆。该药物名为咪达唑仑（midazolam），以商品名 Versed 来销售，通常在小手术后使用。结肠镜检查可能很顺利，也可能非常不舒服，就算医务人员在桌子上唱歌跳舞，一直处于清醒状态的病人也会一点也记不得。虽然患者可能会反对通过药物清除记忆的想法，但这种做法就像是洗手一样，是常规做法。

　　我曾经问过一位结肠镜检查护士为什么他们总是使用 Versed。"因为这样病人会再来。"她说。如果患者记得手术过程中的每一次不适和侮辱，那么他们再来做检查的想法就会大大减少。一些麻醉师使用丙泊酚（propofol）〔以普利麻乳剂（Diprivan）作为商品名销售〕而不是 Versed。丙泊酚是与其他药物联合使用的药物，迈克尔·杰克逊（Michael Jackson）的死亡就与这种药物有关。它会导致类似健忘症的情况。

　　Versed 是一个重要事实的极端例证：药物会严重破坏你的记忆。Versed 与安定（Valium）、安定文（Ativan）和阿普唑仑（Xanax）属于同一化学类别——所有这些药物都常用于治疗焦虑症。尽管不像 Versed 那样明显，但它们都可以影响记忆。

许多其他药物也有相同的作用。即使是常见的降胆固醇药物，包括立普妥（Lipitor）和克瑞斯特（Crestor），也会导致记忆障碍，类似于早期阿尔兹海默症。当你停止服药并发现自己的记忆逐渐恢复时，你才会发现背后的真相。

不过，还有更根本的一点：各种各样的事情都会影响你的记忆力。许多疾病会影响你的思维。随着记不起要说的名字和词汇，你开始感觉自己越来越不像自己，然而很可能背后的原因十分简单，很容易就可以避免和恢复。

在本章中，我们将研究可能损害记忆力的情况，以及你可以采取哪些措施。

扰乱记忆的药物

当人们遇到任何类型的记忆问题时，药物应该被列为重点嫌疑对象。遗憾的是，许多人其中包括很多医生，在此类问题持续出现后才会想到药物这一可能性。下面我们看一看干扰记忆或引起其他认知问题的特定药物有哪些。不过，首先来看以下几个要点：

• **药物效果叠加**。一种药物的效果可以和另一种药物的效果叠加。例如，你可能正在服用一种抗抑郁药，这种药物可以阻断一种叫作乙酰胆碱的大脑化学物质。除了有点口干或便秘，副作用还可以接受。但是后来你可能需要一种抗过敏药，这种抗过敏药也能阻断乙酰胆碱。使用两种药物阻断同一种大脑化学物质，两种药物的作用加起来，对大脑来说可能太过了，从而使你的思维不清晰并干扰记忆。一个常见的情况是一位医生开了一种药，然后另一位医生为不相关的疾病开了第二种药；越来越多的药物加进来，但没有一个医生会查看影响患者大脑的药物的完整清单。诚然，药物非常有用，有时甚至可以挽救生命。但重要的是，我们应该不时退后一步，重新审视正在服用的东西。

•**药物可以与食物相互作用**。喝葡萄柚汁时，你可能不会想到葡萄柚汁会抑制肝脏用来分解 Versed 和立普妥的酶。但是葡萄柚汁确实有这样的作用。这意味着药物在你的血液中停留的时间要长得多，从而加剧了对记忆的破坏。葡萄柚汁对许多其他药物也有类似的效果，这样的效果通常在你喝下葡萄柚汁后持续约 24 小时的时间。

•**现在就和你的医生谈谈**。如果你怀疑药物可能导致问题，请咨询医生。通常可以通过停用一种或多种药物以观察记忆力是否有所改善。但是，"药物假期"的安全性及如何进行，因药物而异。例如，停止服用阿托伐他汀（atorvastatin，一般指立普妥）等降胆固醇药物几个月的风险很小，但是停止服用降压药可能会导致血压迅速升高，十分危险。糖尿病药物同上，停止服用这些药物可能意味着你的血糖会飙升，发生危险。不要擅自停药。此外，停止服用某些药物可能会导致戒断症状。例如，治疗焦虑的药物可能会让人成瘾，突然停止服用可能很危险。在任何情况下，我的建议都是在对服用的药物进行任何更改之前与你的医生详谈。

•**保留一份清单**。保留一份你正在服用的所有药物的清单是很值得做的事情。定期更新这份药物清单，并在你咨询每一名医生时都提供给医生这份药物清单。清单上要包括药物名称、每颗药丸的剂量（毫克）、一天中的什么时间服用及每次服用的药片数量。这将使你的医生的工作变得轻松，并有助于防止发生错误。

以下是最常见的罪魁祸首——已知会导致认知问题的药物。这并不意味着这些药物一定会引发问题——其中某些药物不常导致记忆问题，或者它们可以被归咎于任何特定的人出现的认知问题。但是，当你寻找原因时，这些药物应该在嫌疑名单上。

降胆固醇药物。降胆固醇药物是最常用的处方药之一。立普妥的年销售额远超 100 亿美元，在 2011 年立普妥成为仿制药之前，它是世界上最赚钱的药品之一。

立普妥是一种他汀类药物，这其中还包括 Crestor、Mevacor、Zocor 及许多其他药物。一般来说，这些药物的安全性很好。事实上，降低胆固醇是降低阿尔兹海默症和中风风险的一种方法。由于他汀类药物的处方如此广泛，以至于许多人认为它们安全无害。一些医生将立普妥称为"维生素 L"，有些医生甚至建议不需要处方就可以售卖，就像售卖阿司匹林或维生素一样。

然而，他汀类药物确实有副作用，其中一些副作用很严重。有些副作用会导致肌肉和肝脏中毒，并且在服用高剂量时与糖尿病有关。[1] 许多人报告说，他们的记忆力受到明显的影响：精神混乱、迷失方向和记忆空白，这些看起来像是阿尔兹海默症的开始。

杜安·格拉韦林（Duane Graveline）是一名医生，也曾是美国航空航天局（NASA）的宇航员。他住在佛罗里达州大西洋沿岸的肯尼迪航天中心附近。有一天在散步回家的时候，他感到完全迷失了方向，不知道自己在哪里。一个女人出来迎接他，可是他不认识这个女人。那是他的妻子，她看出杜安很不对劲。他大脑中的记忆库被抹去了。后来在医院急诊室，他努力尝试把事情拼凑起来。对于他奇怪的健忘症，他能想到的唯一解释是几个星期之前他开始服用的立普妥。停药治好了他的失忆。

后来，他调整为以一半的剂量再次服用立普妥，大约 6 个星期后，他发现该药再次破坏了他的记忆，抹去了高中毕业后的一切记忆，包括他的妻子、孩子还有其他所有人。他研究了他汀类药物对记忆的影响，并最终通过口述完成了几本书（*The Dark Side of Statins and Statin Drugs：Side Effects and the Misguided War on Cholesterol* 等）和一个网站用于阐述他的看法。

在加州大学圣地亚哥分校，比阿特丽斯·戈洛姆（Beatrice Golomb）记录了 171 例在服用他汀类药物时出现严重认知问题的人。[2] 在 90% 的病例中，通常停药后几天内可以解决问题。其中一些人被错误地诊断为阿尔兹海默症——这些诊断不再适用。一些人后来几次恢复服用他汀类药物，但每次都发现他们的症状再次出现。剂量越高，他们就越有可能出现问题，有些人甚至在停药数年后仍未完全康复。

副作用似乎并不常见。但是由于服用他汀类药物的人数甚广，甚至罕见的副作用也会增加。对老年人进行治疗的医生可能会错误地认为老年人的症状与年龄有关或者将其归因于阿尔兹海默症，并且可能永远不会停药以观察情况是否会好转。

所幸还有其他降低胆固醇的方法，正如我们在第 4 章中提到的。吃鸡肉和鱼的饮食不是很有效，然而当人们完全不吃动物产品和油腻的食物时，胆固醇水平的变化可能十分显著，以至于往往无须药物了。

常用的降胆固醇他汀类药物

后面括号内的为品牌名称：

阿托伐他汀［立普妥（Lipitor）］

氟伐他汀［来适可（Lescol）］

洛伐他汀（Mevacor）

普伐他汀（Pravachol）

瑞舒伐他汀［克瑞斯特（Crestor）］

辛伐他汀（Zocor）

依泽替米贝 / 辛伐他汀（Vytorin）

睡眠药物。在前一章中，我提到了安眠药可能带来的惊人的记忆问题。我强烈建议尽可能避免服用安眠药，并使用我所建议的更自然的睡眠方法。可能干扰记忆的常见睡眠药物包括：

唑吡坦［安必恩（Ambien）］

苯海拉明［苯那君（Benadryl）、Sominex ］

多西拉敏［Unisom、奈奎尔（NyQuil）、Alka-Seltzer Plus Night Cold、Tylenol Flu Nighttime ］

抗抑郁药。抗抑郁药通过改变控制情绪的神经递质的平衡来起作用。有些抗抑郁药还会阻断乙酰胆碱，因此偶尔会导致混乱和记忆问题。

下面列出了常见的对记忆有影响的抗抑郁药。

阿米替林（Elavil）

地西帕明（Norpramin）

丙咪嗪（Tofranil）

去甲替林（Pamelor）

文拉法辛（Effexor）

然而请记住，所有抗抑郁药都可能导致混乱或记忆问题。即使是对乙酰胆碱影响很小或没有影响的抗抑郁药。例如，氟西汀

（Prozac）和帕罗西汀（Paxil）。如果在服用这些药物后出现思维模糊或记忆问题，那么这些药物也应被视为可疑药物。

许多人通过其他方式彻底解决抑郁症，往往效果惊人。新的心理治疗方法比以前的治疗方法要快得多，而且效果很好。运动也已被证明可以大幅改善情绪，也许与抗抑郁药一样有效。当然，如果你感到沮丧，那么你可能不想锻炼，什么事情都不想做。不过，一旦开始锻炼，你会发现自己变得能量满满、精力充沛，运动带来的显著益处会促使你继续下去。

抗组胺药。许多抗过敏药会阻断乙酰胆碱，即前面提到的神经递质。偶尔使用这类药物不太可能出现问题，但是如果长时间服用这些药物或服用一种以上具有相同作用的药物，那么产生副作用的可能会增高。常见的抗组胺药包括：

溴苯那敏（如 Dimetapp）

氯苯那敏（如 Chlor-Trimeton）

氯马斯汀（如 Tavist）

苯海拉明（如 Benadryl）

较新的抗组胺药，例如，非索非那定 [艾来锭（Allegra）] 和西替利嗪 [仙特明（Zyrtec）]，不太可能产生这些不良作用。

治疗焦虑的药物。Valium、Ativan、Xanax 和其他流行的治疗焦虑的药物与本章开头提到的用在手术室中的药物 Versed 属于同一化学类别。这些药物无法消除人的记忆，但是会损害你的记忆力并且削弱你的情绪。

重要的一点是要意识到焦虑药物很笨拙，就像一个笨手笨脚的人。当这类药物进入你的大脑时，其效果不仅仅是按下关闭焦虑的按钮，还会影响大脑的许多不同部分，并以多种方式调整大脑的化学物质，然而并非所有的效果都有益。

还有一个问题：正如前面提到的，如果长期使用这类药物，那么你的身体可能会逐渐依赖抗焦虑药物。这并不意味着你为了买药最终会沦落到在后巷与人进行交易，但是突然停用这类药物确实会导致焦虑反弹甚至癫痫发作。为防止这种情况，你的医生会逐渐减少你服用的剂量。

常见的治疗焦虑的药物

阿普唑仑（Xanax）

氯硝西泮［克洛诺平（Klonopin）］

地西泮［安定（Valium）］

劳拉西泮（Ativan）

奥沙西泮（Serax）

替马西泮（Restoril）

三唑仑（Halcion）

止痛药。许多人每天服用镇痛剂用以治疗慢性疼痛。阿片类止痛药 [如吗啡（morphine）、羟考酮（oxycodone）和氢可酮（hydrocodone）] 会在短期内干扰你的记忆，尽管大多数长期服用这些药物治疗慢性疼痛的人似乎已经习惯了这些药物的作用，并且没有严重的认知问题。[3] 即便如此，如果你正在服用止痛药并且出现了记忆问题，那么应该与你的医生讨论目前药物的替代品。

如果你正在使用止痛药治疗类风湿性关节炎、偏头痛或纤维肌痛，那么我建议你尝试调整饮食的方法，看看是否有帮助。许多人发现这类疼痛是由特定食物引发的，如乳制品、鸡蛋、白皮土豆和其他一些食物。在我之前的一本书《对抗疼痛的食物》（*Foods That Fight Pain*）中，我详细介绍过一种简单的方法，通过这种方法可以确定不吃这些食物中的一种或多种是否可以治愈你的疼痛。

不要无条件地相信这个。你可以试一试，看看自己是否适用。并非每个人都能找到食物触发因素，不过饮食调整可以让你减少或消除对药物的需求。

降压药。能证明降压的药物会影响记忆的例子极少。普萘洛尔（Propranolol）有时用于降低血压，更常用于减缓心跳加快（心动过速）。它能影响大脑。

然而，高血压很危险，它是导致中风的关键因素。所以，如果你正在服用降压药，请务必咨询医生后再调整服药的剂量。

同时，不要忽视可以改善血压的非药物方法。减肥、限制钠的摄入、植物性饮食和锻炼，都可以大大减少对降压药的需求。请参见本书的第4章，了解有关饮食改变的好处的更多详细信息。

抗酸剂。许多人使用药物来阻止胃酸的产生。据报道，雷尼替丁（Zantac）和西咪替丁（Tagamet）在极少数情况下会引起混淆，所幸停药后就会恢复。

美国的药物文化

上面列出的药物是常见的罪魁祸首。此外，其他药物也会影响记忆力，而且每年都会有新药进入市场。通常新药的全部副作用在几年后才有可能明确。

问题可能会在好转之前变得更糟。近年来，制药商已经意识到自己不能从一次只需使用几天或几个星期的药物中赚到多少钱，如抗生素。因此，制药商正在大力投资于主要用于日常的药物。降胆固醇的药、糖尿病药、降压药、关节炎药是医药行业的小金蛋。

美国食品和药物管理局没有要求立普妥的制造商向患者披露，如果遵循植物性饮食，许多患者根本不需要这种药物；也没有要求糖尿病或降压药制造商说明，类似的饮食调整也会减少患者对这些药物的需求。与之相反，制药公司花了一大笔钱"教育"我们了解他们产品的本质。制药公司为医生开设的医学继续教育课程、对医疗中心的资助及黄金时段的电视广告，都旨在帮助我们忘记许多常见的疾病都源于饮食和生活方式。

因此，请在需要时充分利用药物的好处。同时小心，并始终警惕可能的副作用，特别是当你服用的药物种类增加时。

隐藏的医疗问题

如果你有记忆问题，那么你要与医生讨论可能的隐藏的原因。以下是一些需要考虑的重要方面。

麸质不耐症

吃面包会影响你的大脑吗？如果你有麸质不耐症，那么面包确实可以影响大脑。麸质是一种存在于小麦、大麦和黑麦中的蛋白质。对大多数人来说，这种蛋白质很容易消化，而且营养丰富。但是，大约1%的人患有叫作乳糜泻的遗传性疾病。如果你是其中之一，那么你的身体会对麸质产生类似对毒素的反应。麸质会损害你的肠道，导致腹泻和其他消化系统症状。

20世纪90年代中期，研究人员意识到存在更深的问题。许多患有乳糜泻的人发现，即便少量食用麸质，这些问题谷物也会导致疲劳和头脑混沌。好消息是，只要避免摄入麸质，你的症状就会消失。

检测乳糜泻很容易。医生只需抽取血液样本来检查作为疾病标志的抗体即可。如果检查结果是你有这种抗体，那么医生可能会给你做小肠活检以检查是否有损伤。不过，如果你怀疑自己对麸质不耐受，那么可以尝试几星期内避免食用含有麸质的食品，而无须进行测试。在这几个星期的时间里，你可以观察自己的症状是否消失。我要赶紧补充一点，如果你对麸质不过敏（绝大多数人都对麸质不过敏），就不必出于健康理由而避免含有麸质的饮食。

如果你想了解无麸质饮食对你有什么效果，只需避开小麦、大麦和黑麦即可。大米、玉米、小米、藜麦、苋属植物和荞麦应该没问题，蔬菜、水果、豆类、豆腐等也应该没问题。但是，你必须仔细查看食品标签，因为如果你患有乳糜泻，即便极少的麸质，如酱油中的小麦或汤罐头中的大麦，也会引起过敏反应。

燕麦不含麸质，所以理论上燕麦本身没有问题。遗憾的是，一些燕麦产品中混有少量其他谷物，这导致一些公司［例如，鲍勃红磨坊（Bob's Red Mill）］使用防止交叉污染的特殊生产设施。谨慎的做法是，先将燕麦从你的购物清单中剔除，然后当你的症状稳定后再重新尝试燕麦，看看燕麦是否会以某种方式对你产生影响。

在美国，许多商店出售无麸质面包和其他无麸质产品。在选择餐厅时，印度、墨西哥和中东美食中有非常多无麸质饮食可选，你所在地的乳糜泻或无麸质支持团体可以给你推荐合适的本地餐厅。

抑郁症

如果你患抑郁症尚未治疗，那么可能会感觉自己的记忆像是被关闭了。这不仅仅是因为情绪逃避。你的大脑似乎无法启动。但是，随着抑郁症的缓解，无论自行缓解还是通过药物治疗缓解，你会发现自己的记忆力恢复了正常。

然而，正如之前提到的，抗抑郁药是一类让人喜忧参半的药物，有时会导致混乱和记忆问题。我的建议是首先尝试非药物治疗，特别是短期心理治疗和运动，如果这些较自然的方法不起作用，再考虑采用药物治疗。

更年期对你的大脑有什么影响

许多女性在更年期临近时感觉自己发生了改变，常见的抱怨是记忆力差。但是，在做过正式的记忆测试后，你可能会发现你的记忆测试结果没问题。在更年期受损的是注意力和学习能力，更年期身体正在经历的荷尔蒙变化搅乱了这两种能力。好在这是暂时的。尽管当时可能会令人感到沮丧，但是会变好的。

顺便说一句，我强烈建议不要用激素替代疗法（HRT），以期预防记忆问题或阿尔兹海默症。HRT 不能预防记忆问题，实际上还可能会增加患痴呆症的风险。HRT 会增加女性中风和乳腺癌的风险。

服用激素治疗潮热，可能只是推迟潮热而不是消除潮热。妇女健康促进计划（Women's Health Initiative）是一项大型研究，旨在测试激素的影响等。2002 年 5 月，由于出现了严重的健康风险的证据，对激素的研究突然中断。其后，对 8 405 名停止使用激素的女性进行了调查。超过一半在开始服用激素之前出现潮热的女性，在治疗结束后发现潮热复发。因此，对于大多数女性来说，服用激素并不是潮热的长期解决方案。[4]

酒精或药物滥用

醉酒不仅会抹去记忆，而且长期滥用药物或酒精会破坏脑细胞。如果你一天饮酒超过一两杯，你就进入了危险区。

甲状腺激素太少或太多

脖子底部那个不起眼的小器官影响着很多东西，从新陈代谢到记忆。由甲状腺疾病引起的记忆问题通常不是很严重，但确实存在。验血很容易看出你的甲状腺有没有分泌过少或过多的甲状腺激素。

甲状腺功能低下（甲状腺功能减退）的症状通常很模糊——疲劳、虚弱和体重增加。但是，如果这种情况持续下去，你可能会患上甲状腺肿大，并伴随着各种各样的问题：面部表情迟钝、眼睑下垂、声音嘶哑、皮肤干燥、头发脆弱、月经问题、心跳缓慢、便秘、抑郁和贫血。甲状腺激素治疗是有效的，并且通常对低疑似病例也有效。

甲状腺激素水平过高也会影响记忆力。甲状腺功能亢进症的症状包括心跳加快、心悸、不耐热、体重减轻和月经不调。除此之外，还可能有甲状腺肿大和眼睛异常突出的外观表现。治疗通常包括药物、放射性碘或手术，然后是甲状腺激素替代疗法。

甲状腺问题有时会自行改善，无须治疗。你需要咨询医生以了解是否需要治疗。

大脑缺氧

如果大脑供氧中断，即使是短暂的中断，对大脑都可能产生灾难性的结果。

也许最戏剧性的情况是心脏骤停。当救护人员前来救援，并让你的心脏再次跳动时，你的家人终于松了一口气。但是，在你的心脏停止跳动时，你的脑细胞孤立无援。没有了氧气输送，其结果可能是持续的记忆障碍。

同样，心脏搭桥手术通常伴随着认知问题。虽然罪魁祸首指向人工心肺机（体外循环），但即使不使用人工心肺机也会出现记忆问题。这表明，出现认知问题实际上可能是由于心脏搭桥手术中的一些更基本的问题导致的。好消息是，这些认知问题通常会随着时间的推移而改善。

感染

多种感染会导致记忆问题，因此医生通常会考虑以下几种可能性：莱姆病（Lyme disease）、艾滋病毒（HIV）、梅毒（syphilis）和各种脑炎。其治疗方案会针对特定的生物体。

偏头痛

许多偏头痛患者觉得头痛对自己的记忆力和专注力造成了切实的损害。事实上，研究人员发现在头痛发作期间和之后，偏头痛患者的言语记忆、反应时间都有问题，甚至仅仅是集中注意力也有问题。[5, 6]

好消息是，治疗偏头痛可以让大脑回到正轨。20毫克舒马曲坦喷鼻剂（Sumatriptan nasal spray）可迅速帮你恢复认知功能。[6]

正如之前提到的，我建议尝试改变饮食，看看是否可以消除偏头痛。这样做往往会有效果。常见的偏头痛诱因包括乳制品、巧克力、鸡蛋、柑橘类水果、肉类、小麦、坚果、西红柿、洋葱、玉米、苹果和香蕉。其中一些食物（如柑橘类水果）对大多数人来说是完全健康的。但是正如对草莓过敏的人需要避免接触草莓一样，我们对引发自己头痛的食物也应如此。通过简单的消除饮食 [在我之前的书《对抗疼痛的食物》（Foods That Fight Pain）中有描述]，很容易检查其中哪一种食物可能是罪魁祸首，避免这种食物后你会恢复如常。

癌症治疗

化疗会导致许多副作用，通常还会导致认知问题。多伦多大学（University of Toronto）的研究人员发现，大约一半接受乳腺癌化疗的女性在记忆和语言技能方面存在中度至重度问题。[7]他们还对1年多前完成化疗的女性进行了测试，发现其中大约一半的人有持续的认知问题，至少达到了中等严重程度。

化疗导致的记忆问题不是心理问题。也就是说，并不是抑郁或焦虑干扰了注意力，而是身体上的问题。受到化疗影响，脑细胞没有像以前那样工作。

事实上，化疗的毒性很大，这也正是医生使用化疗的原因。医生试图通过化疗毒死癌细胞。不幸的是，一些常见的化疗药物对脑细胞的毒性可能比对目标癌细胞的毒性更大。[8]由于这些观察结果，许多人对化疗越来越谨慎。

糖尿病

请允许我将糖尿病列为威胁之一。并不是说糖尿病会直接伤害人的记忆力，而是说糖尿病患者患阿尔兹海默症和中风的风险更高。

1988年，日本研究人员邀请了1 000多名成年人接受葡萄糖耐量测试来测试他们的血糖水平。在接下来的15年里，研究人员跟踪了这些人的情况。测试结果为糖尿病前期的人——空腹血糖高于正常范围但不足以诊断为糖尿病，比其他人患任何类型痴呆症的可能性高35%；而血糖在糖尿病范围内的人患痴呆症的可能性要高出

74%。[9] 我们的研究团队开发了有史以来针对糖尿病设计的最强大的饮食方案。许多人通过这一饮食方案更好地控制血糖，减少甚至停用了药物。该方案包括 3 个简单的步骤：遵循低脂纯素饮食、避免添加油，以及优选低血糖指数食物。我们将在第 10 章中详细介绍这一内容。

找回原来的状态

上面列出的是影响大脑的最常见的一些情况。其他潜在问题还包括创伤、手术、辐射、肿瘤、癫痫发作、帕金森病、亨廷顿病和多发性硬化症。在非工业化国家，缺乏维生素 B1（硫胺素）或维生素 B3（烟酸）的饮食也会导致严重的记忆问题，但是由于发达国家的食品在生产中普遍进行了营养强化，所以这些情况在发达国家很少出现。

当你发现自己的大脑功能有任何变化时，检查自己使用的药物并且向医生咨询。进行良好的医学评估有望找出原因，从而及时解决问题。

将计划付诸行动

你已经知道了健康食品和运动对大脑的保护作用，也关注了自己的药物使用情况和疾病状况，现在我邀请你和我一起从实验室进入厨房。到了让这些知识发挥作用的时候了。

下一章将介绍一个增强大脑功能的菜单，为你提供最佳营养，以及一种轻松开始这种饮食的简单方法。本书把这个过程分解成了非常简单的步骤，在我的印象里所有人都能做到。无论你是喜欢自己做饭还是喜欢在餐馆就餐，就算是喜欢在快餐店就餐也没问题，都能满足你的需求。

接下来要解决的是对不健康食物的渴望——那些让人心痒难耐的烦人时期。我将阐述这些食物在大脑中的作用及应该如何应对。

最后，你将看到由克里斯蒂娜·沃尔特迈耶和贾森·韦瑞克设计的食谱宝库，那些食谱令人心生欢喜。看看哪些食谱让你食指大动，然后亲自试一试吧。

10

第 10 章
强健大脑的食谱

多年来，研究人员已经证明了食物的力量对心脏有益，还能帮助人们减小腰围、治疗糖尿病、缓解慢性疼痛，以及改善生活的许多其他方面。在这些令人印象深刻的作用中，我们现在可以再加上一个保护和增强大脑功能的作用。

幸运的是，你不需要用一种饮食来为你提供维生素，第二种饮食帮助你避免"坏"脂肪，第三种饮食来限制铁的摄入，第四种饮食来控制胆固醇，诸如此类。一组简单的步骤就能涵盖所有这些，以及更多方面。本章会将其付诸实施。

首先，让我明确一件事：营养的作用十分强大。如果你想过，改变饮食可能会使自己的胆固醇降低一点儿或减掉一两磅体重，那么是时候大胆地考虑一下了。食物可以改变你的生活。

很多人希望能更好地控制自己的糖尿病。他们一直认为自己或许能够减少甚至停止服用药物，或者基本上不再受糖尿病的困扰。我们曾看到有人试了一个又一个的减肥方案，一直失败，结果却发现失败的原因是那些饮食计划设计不合理，而不是自己的问题。通过本书，我们对真正健康饮食的新认识，让我们能对健康的生活充满期许。

大脑健康也是如此。几年前，我绝不会想到食物会对大脑功能产生很大的影响，或者食物会改变人们在老年时保持大脑功能的可能性。而这正是我们现在的目标。

这个饮食方案不仅有益健康，也能让人吃得开心，并且具有多样性。小时候，我吃的是典型的美国饮食，回想起来，这种饮食种类非常有限。我们每天都吃烤牛肉、烤土豆和玉米。有时猪排代替牛肉或者豌豆代替玉米。但是，我们对其他国家的烹饪技艺一无所知，也从未探索过大自然赐予我们的丰富多样的食物。当我开始从以肉为主的饮食转向植物性的饮食时，感觉好像终于打开了真正的美食大门。当你翻阅本书中的食谱时，你会明白我的意思。

食物的力量

在 1990 年之前，大多数人对营养问题持谨慎的态度。但是在那之后，新的篇章开启了。一名曾在哈佛接受培训的年轻医师迪安·欧宁胥（Dean Ornish）博士表明，实际上心脏病可以被逆转。研究人员曾认为动脉疾病不可逆转。血管随着时间的推移而越变越窄，手术是重新疏通它们的唯一方法。但是，通过改为植物性饮食及其他健康的生活方式，欧宁胥博士表明，狭窄的动脉确实可以逐渐重新通畅，扭转数十年来积累的损害。[1, 2] 与欧宁胥博士的发现同样具有革命性的是，相对于心脏而言，这一发现或许对大脑的意义更为重要。本书之前提到过，从心脏流出的血液中大约 20% 通过颈动脉和椎动脉进入大脑，将氧气和营养物质带入，并带出废物。大脑所需要的正是通畅的动脉。

与此同时，我的研究团队测试了植物性饮食对诸如肥胖、糖尿病和高胆固醇这些会损害大脑的问题的影响，发现植物性饮食效果显著。研究的参与者变瘦了，他们的胆固醇水平急剧下降，血压的情况得到了改善，许多人感觉比好多年之前的状态更好。血糖控制也得到了非常大的改善，以至于一些糖尿病患者能够停止服药。[4] 最大的惊喜是我们的研究参与者对饮食变化的感受。毕竟，他们正在做的是许多人眼中的巨大转变——扔掉肉类、奶制品、鸡蛋和油腻的食物，但他们很快适应了。他们在餐厅找到了符合心意的美味，在食品店找到了有趣的新产品，并以全新的眼光看待食物。他们的能量恢复如往昔，感觉非常棒。他们喜欢新的饮食方式，并希望一直将这种饮食方式保持下去。

即便如此，在此过程中偶尔也会出现失误。在一项测试植物性饮食减轻体重的研究中，我们要求参与者避免吃动物产品并保持低油饮食，并且我们每星期开小组会议以帮助每个人选择符合要求的饮食。在第一次会议中，我们的一位参与者说："巴纳德博士，我找到了一种符合你的饮食要求的好东西！""哦？"我在脑海中盘算着这种好东西是零食的可能性。

她打开随身的小包，掏出一大包红色的甘草糖棒。"多滋乐！"她说，"你看标签！"多滋乐是在美国各地的便利店都能买到的一种像铅笔一样的糖果。还真是这样，看一下标签，你会发现没有动物成分，也没有添加油——它们是只含淀粉、糖、人工着色剂的垃圾食品。她的发现确保整个小组都知道他们可以在巴纳德博士的研究中随便吃这个。我的素食、低脂肪、甘草糖棒推动的研究参与者踏上了通往未知的道路。幸运的是，随着时间的流逝，他们的体重减轻了。14个星期之后，参与者平均减掉了13磅。[3]与以前的饮食中常见的溜溜球效应不同，他们减肥后基本上没有反弹。长期跟踪研究显示，他们1年后比开始时更瘦，两年后比1年时更瘦。无须计算卡路里、限制份量，甚至不用运动，减肥很容易，而且基本上不会反弹。

保护大脑的菜单

对身体健康有益的植物性食谱对大脑也同样有益。植物性饮食可以避免摄入与记忆力减退有关的"坏"脂肪、胆固醇和过量的金属，同时提供大脑所需的丰富的维生素。

让我给你展开保护大脑的菜单指南，然后看看使其发挥作用的美味早餐、午餐和晚餐。

植物性饮食

最好完全避免食用动物产品。如前文所述，动物产品含有饱和脂肪和胆固醇，会提高你的胆固醇水平并增加患阿尔兹海默症和中风的风险。虽然有些人很想见缝插针地加上少量的肉类、奶制品或鸡蛋，但是如果你的目标是减肥、控制胆固醇和改善大脑健康，那么偶尔摄入动物产品很容易阻碍你进步。

有些人把鱼作为"好"脂肪的来源，但是鱼也富含胆固醇和饱和脂肪，而且许多种鱼类含有令人惊讶的有毒污染物。作为一个群体，吃鱼的人在体重、糖尿病风险和其他健康指标方面，不如专注于植物性食物的人好。[5] 2009 年，美国糖尿病协会（American Diabetes Association）发表了一项对 5 种不同饮食模式的比较研究，其中涵盖 60 903 名成年人。[5] 其中一些人每天都吃肉，另外一些人则完全不吃肉。有些人吃奶制品和鸡蛋或鱼，而另一些人则避免食用这些食物。研究人员测量了每个人的体重指数，正如前文所述，体重指数是根据身高调整后的体重指标（健康的体重指数为 18.5~25 千克/平方米）。

结果非常引人瞩目。每天吃肉的人平均 BMI 为 28.8，处在超重范围。半素食者，即每星期吃肉少于 1 次的人则略显苗条，平均

BMI 为 27.3。除了偶尔吃鱼外，完全不吃其他肉类的人比前两组更瘦，但仍处在超重范围。那些不吃任何肉（包括鱼），但是吃奶制品和鸡蛋的人则更瘦了。唯一处于健康体重范围内的人群是完全不吃动物产品的人群。植物性（纯素）饮食使这些人的 BMI 达到健康的 23.6。同样的变化曲线也适用于糖尿病风险。换言之，人们越是远离动物性食品，就越健康。[2]

计划你的盘中餐

要计划你的大脑增强菜单，请从 4 个新的食物组中进行选择。这些健康食品用下面一个简单的图形描绘出来，我称之为能量拼盘（Power Plate），是由我的组织美国责任医师协会开发的。

能量拼盘

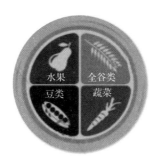

图 3　能量拼盘

蔬菜。当你计划晚餐时，请从蔬菜开始。对于许多人来说，蔬菜可能被放在后面考虑，但是我们会将蔬菜放在首位和中心的位置。加入充足的蔬菜——可以同时食用两种不同的蔬菜，如胡萝卜之类的橙色蔬菜和西兰花或羽衣甘蓝之类的绿色蔬菜。一天之中的哪一餐加入新鲜的蔬菜都很棒，无论加在沙拉中作为配菜，还是添加到果汁冰沙中。

蔬菜富含维生素，并且是以身体可以控制的形式为人体提供矿物质。前文中提到过，植物有一种特殊形式的铁，被称为非血红素铁，当人体需要时，它较容易被吸收，而当铁足够时，它的吸收性会降低（不像肉类中的血红素铁，无论人体是否需要，往往都会进入身体）。这使你可以避免过量摄入与阿尔兹海默症有关的铁及其他健康问题。

净化血液的蔬菜

有些蔬菜对人体有特殊的益处。十字花科蔬菜众多，以其十字形的花而得名，包括西兰花、球芽甘蓝、卷心菜、花椰菜（菜花）、散叶甘蓝、羽衣甘蓝、芥菜和萝卜缨、西洋菜，以及小白菜、球茎甘蓝（也叫胚蓝）和西洋菜心。它们能使肝脏产生特殊的酶，这种酶被称为二相酶，能捕获致癌物并将其从血液中清除。它的起效速度很快，酶会在24~48小时内增加。

酸＋苦＝好吃。 如果西兰花、菠菜或其他绿色蔬菜对你来说太苦了，可以在这些蔬菜上面喷上柠檬汁或苹果醋。酸味与蔬菜微微的苦味相结合，能调和出让人喜欢的，有点儿甜的味道。

全谷类。接下来添加一种谷物，如大米、意大利面、玉米，或者也可以添加一种富含淀粉的根茎类蔬菜，如红薯。这些食物能提供复合碳水化合物以转化为能量，以及蛋白质和纤维。

豆类。然后添加豆类食物——各种豆子、豆角和小扁豆，或者任何由豆类制成的食物，如豆腐、天贝或鹰嘴豆泥。这些食物富含蛋白质和纤维，以及最健康的钙和铁，还会为你带来一点 $\omega-3$。

怎么知道是否是有机的农产品

偏爱有机农产品是明智之选，尤其是那些经常使用杀虫剂的水果和蔬菜，包括桃子、苹果、甜椒、芹菜、油桃、草莓、樱桃、羽衣甘蓝、生菜、葡萄、胡萝卜和梨。

另外，对于那些较少化学处理的抗病作物来说，有机作物和"传统作物"之间的差异并没有那么大，其中有洋葱、牛油果、甜玉米、菠萝、芒果、芦笋、甜豌豆、猕猴桃、卷心菜、茄子、木瓜、西瓜、西兰花、番茄和红薯。

在美国，如果你无法确定产品是否为有机产品，只需寻找苹果、橙子或其他任何东西上的价格查询（Price Look Up，PLU）小标签，这是收银员用来检查价格的标签。如果标签上的数字以 9 开头，那就是有机的；如果以任何其他数字开头，则表明是"常规"生长的；如果以 8 开头，则表明是转基因的。

水果。最后添加一些新鲜水果，作为甜点或者作为餐间小吃。橙子、香蕉、苹果、橘子、猕猴桃、芒果、木瓜——任何你爱吃的水果都可以。来点蓝莓或草莓来搭配你的早餐燕麦片怎么样？你可能想在家、办公室或其他地方为客人也额外准备一些水果。

请注意，到目前为止，这些食物组成的饮食中没有一点儿胆固醇或动物脂肪。新的 4 类食物——蔬菜、全谷类、豆类和水果为大脑和身体其他部分带来了一股新鲜的能量。它们为你带来强大的营养，并且不含你不需要的东西。

显而易见，许多食谱结合了各种类别的食物。意大利面属于谷物类，可以加上番茄、菠菜、辣椒、蘑菇、香料或任何你喜欢吃的东西。墨西哥卷饼结合了谷物类（玉米饼）和豆子（豆类作物），可以加上你喜欢的蔬菜，也许还可以吃一些水果作为甜点。

请参考本书后面给出的食谱，看看哪些食谱让你充满食欲。

可直接拿取的小块食物

你可能注意到了，摆放在厨房台面上的没切开的水果往往会被忽视，而准备好后可以直接拿起来就吃的水果会迅速消失。对于像是哈密瓜或甜瓜这样的水果，请切块，然后盛在大碗里放入冰箱中。你会发现这样一来你会更想把它吃掉。

也要小心油

如果你从享用这些健康食品中感受到了益处，那么把油脂摄入控制在最低限度也会对你有好处。对于经常出现在零食中的动物脂肪和反式脂肪（部分氢化油）来说，这样做显然是正确的。不过，我还是建议你使用下面描述的无油方法，以保持添加的油量处在最低限度。

但是，这不是零脂肪饮食。蔬菜、水果和豆类中含有微量的天然脂肪，它们可以提供人体所需的优质（ω–3）脂肪。亚麻籽、亚麻油和核桃中的 ω–3 含量更高。但是，如果你的饮食中含有大量的玉米油、葵花籽油、红花籽油、大豆油等，这些油中所含的 ω–6 脂肪会与 ω–3 竞争身体中用来延长它们的酶；这意味着你吸收的 ω–3 很难转化为大脑正在寻求的 DHA。

不要误会我的意思。植物油远没有动物脂肪那么不健康。芝加哥健康与老龄化项目的研究人员发现，与喜欢摄入动物脂肪的人相比，喜欢摄入植物油的人患阿尔兹海默症的风险要低得多。即便如此，我们中的大多数人饮食中的油脂仍然过多，因此为你的饮食"脱脂"是一个好主意。

当水果从树上被摘下，蔬菜从地里被采摘时，大多数都只有微量的脂肪，而且非常健康。但植物界也有一些例外：坚果、种子、橄榄、牛油果和豆制品含有较多的脂肪，所以你要小心。一小把坚果大约 1 盎司，合理的每日限量就是这么多。

无油脂烹饪的简单技巧

用蔬菜高汤或水代替油来炒洋葱、大蒜、蘑菇和类似的食物。干锅炒熟更好。试一下，你会明白的。

清蒸蔬菜以保持其风味。远离油炸零食。薯片、炸薯条和其他休闲食品隐含大量脂肪，烤制的更好一些。

在吐司上涂抹果酱，而不是黄油或人造黄油。如果你的吐司本就是一个优质的面包，那么直接吃即可。

在美国，杂货店现在提供数十种脱脂沙拉酱。也可以洒上一些调味米醋或其他有特殊风味的醋（如意大利香醋或苹果醋）。沙拉和绿色蔬菜非常适合喷一点柠檬汁后再享用。

如果购买即食的产品，如冷冻晚餐，请选择每份脂肪含量低于 3 克的产品。

富含维生素

我们正在用 4 类食物搭配饮食并保持低油。现在，当你计划吃什么时，要特别关注那些能提供滋养大脑的、含有维生素的食物。这里有两个简单的技巧可以帮助你做到这一点：

• 多吃蔬菜——尤其是绿叶蔬菜，无论生的还是熟的，以及豆类和水果。它们能提供大量的叶酸和维生素 B6。

• 在沙拉里撒上一些坚果或种子，你会获得维生素 E。最好选择杏仁、核桃、榛子、松子、山核桃、开心果、葵花籽、芝麻和磨碎的亚麻籽。每天大约 1 盎司（一小把）就可以了。此外，西兰花、菠菜、红薯和芒果中也含有维生素 E。

所以很容易搭配出富含维生素的食谱。专注于蔬菜、水果和豆类，并再增添一些坚果和种子做点缀。除此以外，你还需要确保有维生素 B12 补充剂或维生素 B12 强化食品，如下所述。

蔬菜和血液稀释剂

有时医生会告知接受华法林（warfarin，以 Coumadin 品牌出售）血液稀释剂治疗的人避免食用蔬菜。医生是这样想的：华法林通过阻断维生素 K 来预防血栓，但是蔬菜提供维生素 K，所以一些医生担心蔬菜会干扰这种抗凝血作用。

如果你服用华法林，请咨询你的医生。答案可能不是避免吃蔬菜，而只是让你每天吃的蔬菜量大致上保持稳定。这样，你的血液检查结果会保持相对稳定，医生就可以根据血液检查结果确定适合你的剂量。

注意有毒金属

到了这一步，你正在利用蔬菜、水果、全谷物和豆类，将油脂量保持在最低限度，并选择富含维生素的饮食。现在还有最后一件事：注意有毒金属。正如本书在第 3 章中讲到的，我们要避免摄入过多的铁、铜和锌，而且根本不需要摄入铝。你已经通过植物性饮食避开了大多数有毒金属。植物为你提供身体所需的铜、铁和锌，而不会过量。以下是你需要采取的一些额外步骤。

首先，打开你的药柜或存放多种维生素的地方。如果你的药品像大多数其他药品一样含有铁、铜或锌，请写下来记住，下次购入时买更健康的产品。在美国，所有健康食品商店都出售复合维生素B——这是一种可以提供人体所需的叶酸、维生素 B6 和维生素 B12及其他 B 族维生素的补充剂，或者你可以只吃维生素 B12 补充剂，因为健康的饮食会给你带来大量的叶酸和维生素 B6。没有必要补充铁、铜、锌或其他矿物质，除非你的医生出于治疗疾病的原因让你服用。

在关闭药柜之前，请阅读你可能使用的任何抑制剂上的标签，以避免摄入铝。市面上不乏无铝品牌可选。

检查早餐麦片上的标签，许多在其中添加了铁、锌或其他金属。

在选择炊具时，请不要选与食物直接接触的铝制或铁制平底锅；并避免使用含铝发酵粉，这在家里很容易做到，但在从烘焙店里购买时就很难了，厨师可能不会阅读食品标签上的小字。冷冻比萨饼也是如此，冷冻比萨上的奶酪，单份咖啡奶精或盐包中往往都含有铝。

瓶装水比自来水更安全，除非你家里的供水系统经过测试不含铝，或者你使用了反渗透净水器——反渗透净水器可以有效地过滤掉铝。避免使用铝罐（包括汽水罐和啤酒罐）并小心茶，因为茶中也往往含有铝。

回报

也许对你来说，不吃动物产品也不添加油脂，并且专注于健康食品，这听起来是巨大的改变，然而实施起来比你想象的要容易。请翻阅本书后面的食谱，你会发现那些饭菜是多么令人开心。

改变饮食的回报是巨大的。你已经将自己的营养提升到了一个全新的水平；随着岁月的流逝，你将会面临严重记忆丧失的可能性被降到了最低。同时，全新的饮食可以帮助你减小腰围、降低胆固醇和血压，以及控制糖尿病！

现在，让我再附上锦上添花的两个步骤。事实证明，某些食物具有特殊的降胆固醇作用，对心脏和大脑都有好处。此外，某些含碳水化合物的食物优异拔群。以下是详细内容。

优异的降胆固醇食物

到现在为止，你知道植物性饮食可以轻松地降低胆固醇，并且效果显著——毕竟，你避免了摄入动物脂肪和胆固醇。还有些食物更是额外具有特殊的降胆固醇的作用。

燕麦。你听过电视广告宣传燕麦能降低胆固醇水平吧？那是真的。燕麦中的可溶性纤维可以发挥作用。燕麦和以燕麦为基础的冷食麦片［如晶磨（Cheerios）］可以降低胆固醇。

说到燕麦，不要选即食和"速食"的燕麦，改为选择食用传统的燕麦。几分钟的时间内就能把传统的燕麦煮熟。钢切燕麦粒也不错。请用水煮燕麦片，而不是用牛奶煮。如果你喜欢浓稠口感的燕麦，那么用冷水，放入燕麦搅拌，等待一两分钟，然后煮沸。如果你喜欢有嚼劲一点的口感，那么先把水烧开，然后加入燕麦搅拌。煮好后在燕麦上面放上肉桂、葡萄干、香蕉片、草莓或任何你喜欢的东西就可以享用了。

如果你选择冷食麦片，请不要加牛奶，而是加豆浆、杏仁奶、米浆或其他非乳制品。

各种豆子。各种各样的豆子不仅富含蛋白质、钙和有益健康的非血红素铁，还含有大量可以降低胆固醇的可溶性纤维。你不需要吃很多，4盎司就绰绰有余。与不吃豆子的人相比，经常吃豆子的人的胆固醇水平平均低7%。[6]吃烤豆、黑豆、鹰嘴豆泥（由鹰嘴豆制成）、干豌豆瓣汤、小扁豆汤，或者其他你爱吃的都可以。如果你吃豆类后会胀气，那么只需减少食用量，并确保煮至非常软烂。过一段时间之后，这种情况一般会消失。

大麦。大麦经常用在汤和早餐麦片中，也是一种可以降低胆固醇的食物。其降胆固醇的原理和豆子完全相同。大麦含有大量可溶性纤维。当你做汤的时候可以加一些大麦进去，或者将大麦与米饭混合。大麦的味道很好，而且可以降低胆固醇，有益健康。

大豆。豆浆、毛豆、豆腐和豆豉在亚洲饮食中日臻完善，如今在西方也已经赢得了大量的受众。除了替代富含胆固醇的肉类和奶制品外，豆制品似乎还具有降低胆固醇的作用。[7]

杏仁和核桃。与不吃杏仁和核桃的人相比，经常吃杏仁和核桃的人的胆固醇水平往往较低。[8]正如我之前提到的，我建议将坚果限制在每天1盎司左右。可以将其用作沙拉的配料之一或加入其他食物以丰富口味，而不要拿来当作零食吃。

降低胆固醇的人造黄油。某些人造黄油会阻止肠道对胆固醇的吸收。例如，Benecol Light是用来自松树的植物甾烷醇制成的，它具有降低胆固醇的作用。但是与坚果一样，这些产品富含脂肪，应谨慎对待。

多伦多大学的戴维·詹金斯博士（Dr. David Jenkins）对这些食物进行了测试。他要求一组患者不食用动物产品，并在其日常饮食中加入燕麦、豆类、大麦、豆制品、杏仁、核桃和特殊人造黄油等食物。这组患者的低密度脂蛋白（"坏"）胆固醇急速下降——在4个星期内下降了近30%，这与使用降胆固醇药物的下降情况基本相同。[9]

选择健康的碳水化合物

这不是低碳水化合物饮食，且背后是有充分理由的。大脑依靠碳水化合物运转。就像你的汽车依靠汽油行驶一样，你的大脑和其他身体部分都需要葡萄糖的参与，淀粉类食物释放的天然糖分会被人体消化掉。

地球上最健康、最苗条、最长寿的人和那些很可能终生大脑功能良好的人，在日常饮食中都包括了大量富含碳水化合物的谷物、豆类、面条、水果和淀粉类蔬菜。

如果你认同"碳水化合物会让人发胖"的迷思，那么请看这一事实：碳水化合物每克只有4卡路里的热量，而相比之下，所有的脂肪或油每克则是9卡路里。那么，为什么碳水化合物的名声不好呢？原因是我们常常将碳水化合物与油脂结合在一起。饼干、蛋糕、馅饼确实含有一些面粉或以糖的形式存在的碳水化合物。然而，其中真正富含卡路里的是饼干或蛋糕中的大量黄油或起酥油。

因此，碳水化合物不会使人发胖。此外，碳水化合物的种类千千万万，涵盖了从水果、意大利面和面包到糖果和碳酸饮料的所有东西，而且有些碳水化合物相对更佳。以下是帮助你做出最佳选择的提示：

天然且未经加工。糙米中含有大量纤维素。但是，当把糙米外层的麸皮去掉变成白米后，大部分纤维素都被去掉了。小麦经过精加工变成白面粉时也是如此。一般来说，全谷物比经过人工磨掉了天然麸皮的产品更好。

低血糖指数。某些食物会使你的血糖升高得较快，而另一些食物对你的血糖影响则较温和。人们可以根据血糖指数对食物进行划分。血糖生成指数是由戴维·詹金斯博士于 1981 年提出的。戴维·詹金斯博士还是一位具有创新性的科学家，他向世人展示了一系列的食物如何降低人体的胆固醇水平。

血糖指数的计算方法是让志愿者吃给定的食物，然后跟踪他们的血糖是急剧上升还是缓慢上升。导致血糖飙升的食物（即"高 GI"食物）可能给糖尿病患者带来麻烦。

高 GI 值食物也会导致甘油三酯升高，一些人觉得高 GI 食物会加强食欲。相比之下，让血糖缓慢上升的低 GI 食物则对你的身体更温和。

低 GI 值食物的冠军是各种豆子和绿叶蔬菜，它们的 GI 值非常低。大麦、碾碎的干小麦和蒸糙米也是如此。

有些食物是意外惊喜。尽管水果很甜，但大多数水果的 GI 值都很低。意大利面的 GI 值也很低。你没看错，即使是白色的意大利面的 GI 值也很低。原因是意大利面在制造过程中变得非常紧实，在人体中消化得非常缓慢，其葡萄糖分子进入血液的速度就会很慢。

只有少量高 GI 值食物需要注意。以下是这些食物，以及可以作为其替代品的食物：

• **白面包和小麦面包**。这两种面包往往会升高血糖。黑麦和黑麦面包的 GI 值较低，是更好的选择。

• **烤白皮土豆**。白皮土豆常会使人血糖升高。相比之下，山药和红薯对血糖的作用更温和。

• **大多数冷食麦片**。膨胀的含糖谷物会导致血糖问题。相比之下，麦麸麦片对你的血糖影响很温和，燕麦片也是如此。

对许多人来说，食物的升糖指数不是主要问题。也就是说，许多人可以很好地处理高 GI 和低 GI 食物。但是，如果你有糖尿病、体重问题或甘油三酯高，那么最好选择低 GI 食物。

如何开始

到现在为止，你可能会认为重新考虑一日三餐吃什么很难。毕竟，我建议你改变的是长时间以来养成的习惯。让我向各位介绍我在研究中使用的一个技巧，这个技巧可以帮助人们适应新的饮食。这很容易做到。我只是将过渡阶段分为了两个步骤。

估计一下可能性有多大。现在无须急着改变你的饮食。花一个星期左右的时间，看看你喜欢的是什么食物。我们的想法是，找到符合我们所讨论的指导方针并且也符合你的口味的食物。我建议你拿一张纸写下 4 个标题：早餐、午餐、晚餐和零食。在每个标题下，填写不含动物产品并且总体上更健康的食物——你可能想尝试的食物。浏览本书的食谱部分，看看哪些食谱让你眼前一亮。

早餐可以吃蓝莓荞麦煎饼或华夫饼，搭配上香蕉或新鲜蓝莓和枫树糖浆；或者一碗老式燕麦片，配上新鲜的草莓片和核桃碎怎么样？也许谷物麦片配杏仁奶和香蕉块？如果你是香肠爱好者，别再吃吉米·迪安（Jimmy Dean）牌的香肠了，换成"让我瘦"（Gimme Lean）牌的素食香肠。是的，素食香肠占据了不少市场份额，因为素食香肠尝起来就像香肠一样，没有异味，也没有胆固醇。

花一点儿时间想一想早餐时你喜欢吃什么，然后写下来。

午餐时吃汤和沙拉，既方便又美味。吃藜麦塔布利沙拉、五彩沙拉意大利面，或者来一大份蔬菜沙拉怎么样？先从一种你喜欢的新鲜蔬菜开始，再加上番茄片、黄瓜片和新鲜香菇（或者其他品种的蘑菇），上面放上鹰嘴豆，再撒上少许切碎的杏仁。土耳其小扁豆羹、蘑菇大麦炖菜、白豆辣椒汤或新鲜的豌豆汤怎么样？也许是烤鹰嘴豆素丸子三明治，一份素汉堡或热狗，或者也可以是经典的生菜番茄培根三明治（用素培根），还有加了第戎芥末酱的全麦面包。

如果你喜欢快餐，任何一家潜艇三明治店都会很乐意为你做一份素食版的，用生菜、番茄、菠菜、橄榄、黄瓜、辣椒和些许红酒醋，再烤一烤，香气扑鼻。在墨西哥玉米卷店，别选夹肉的玉米卷，选夹豆类的卷饼（不要奶酪）。

到了晚餐时间，可选择的美食多如繁星。如果你喜欢，可以先来一份沙拉和汤作为开胃菜。再从罗勒和晒干的番茄配意大利土豆面疙瘩、意大利细面配白豆番茄罗勒酱、杏子照烧酱配亚洲炒菜、墨西哥玉米炖锅菜或蘑菇汉堡里选一种怎么样？如果晚餐是比萨，不要再放奶酪和肉类配料，而是用蔬菜配料，再加上酱汁。最后用超级覆盆子蛋白质布朗尼、烤苹果、香草浆果冰糕或巧克力布丁来收尾。

现在想想看你喜欢吃什么。把你对早餐、午餐、晚餐和零食的想法写下来，然后用一个星期左右的时间，来测试符合我们的营养需求，同时满足你口味的食谱、方便食品或餐厅。

3 个星期的试行期。在你确定自己喜欢哪种食物后，就按照你的新菜单试行 3 个星期。在此期间，我们要做的是 100% 遵循本书的健康饮食指导方针——不吃动物产品，不额外添加油，专注于健康饮食。这是一个为期 21 天的假期，摆脱这些年来一直拖你后腿的、不太完美的习惯。

3 个星期之后，评估你的状态。你有很大可能会减掉超标的体重，你的胆固醇和血压会更好，你会感到身体的能量更充沛。

你可能还会发现自己的口味正在改变。你没有想到还会有这样的变化，不过确实发生了。以前吃的那些不健康的食物在你看来确实是不健康，你对油脂的偏爱在迅速消失，你正在走向更健康的道路。无论你是否感觉到了，菜单改变的所有"副作用"都是正面的。你心脏的动脉正在变得通畅，患癌症的风险正在下降，患糖尿病的可能性也正在下降（如果你是糖尿病患者，那么病情会得到更好的控制）。控制体重变得比以往更容易。你会发掘出全新的美味，而且很快就爱上它们。

快速购物小提示

现代生活的节奏越来越快。越来越多的人在上班的路上、在车里吃早餐，吃一顿快餐作为午餐。"家庭烹饪"并没有比微波炉加热比萨更先进。人们在休息日的生活节奏一样很快。现在的人们在忙碌的生活间隙吃饭几乎算是司空见惯。

你可能在想，此刻我会告诉你停下来，喘口气，活在当下。但是，这不是我想要传递给你的信息。生活并没有放慢脚步，你也一样。你为什么要停下来呢？你没有理由不能同时享受快节奏的生活和健康的饮食。如果你在商店购物时要花几个小时，那么我可以提供一些提示，让你迅速完成购物：

- **囤货，减少购物频率**。如果你购买了大量健康的主食，随时可以取用，那么就可以减少购物的次数。大米、燕麦和其他谷物易于保存。同样易于保存的还有冷冻蔬菜、罐装豆类、意大利面和番茄酱。如果能买到，那么选罐头装的豆腐（这种包装的豆腐未开封可保存数月，而浸在水里的盒装豆腐则无法长时间保存）。豆浆、米浆和其他不含乳制品的坚果奶也是如此。

- **速战速决。** 如果在走进商店时，你已经列好购物清单，那么你可以速战速决，并且不太容易冲动购物。你还可以避免再跑一趟去买忘记购买的物品。

- **购买预制好的食品。** 许多商店出售各种预先混合的沙拉蔬菜，以及冷冻预切西兰花、花椰菜、甜菜等，购买这类食物可以节省你在厨房的时间。如果你喜欢胡萝卜汁，那么切碎的胡萝卜可以省去擦洗普通胡萝卜的功夫。

- **在沙拉吧购物。** 在美国，如果你只需要购买少量食材，那么可以去沙拉吧看看。你可以买到所需的食材，零准备时间且不会浪费。

- **网上购物。** 你可以在网上挑选商品——甚至是新鲜农产品等易腐烂的食品，然后支付费用，等待送货上门。这很简单，提交订单后，你就可以保存自己的偏好并根据需要修改，以便将来再次下单时使用。

应该服用哪些补充剂

食物为你的大脑和身体提供所需的营养。但是，你也应该了解一些维生素补充剂的知识。

维生素 B12。 正如在本书第 5 章中提到的，每个人都应该在饮食中补充维生素 B12。这是必需的补充剂。美国政府向所有 50 岁以上的人推荐服用维生素 B12，而我向所有人推荐，无论处于哪个年龄段。

维生素 B12 存在于许多营养强化谷物和营养强化豆浆中，从这类食物来源摄入维生素 B12 非常好。为方便起见，最简单的维生素 B12 来源是多种维生素补充剂。要选择没有添加矿物质的品牌。药店和保健食品店也出售只含维生素 B12 或复合维生素 B（即 B 族维生素的混合物）的补充剂，服用这类补充剂也很好。任意一个品牌的维生素 B12 含量都能超过人体所需的 2.4 微克，并且较高剂量的维生素 B12 补充剂对人体没有毒性。

叶酸和维生素 B6。如果血液检查结果显示你的同型半胱氨酸水平很高，那么在你的治疗方案中添加叶酸和维生素 B6 或许是明智之举。正如本书在第 5 章中谈到过的，牛津大学的研究人员在高同型半胱氨酸水平的人群中使用了 800 微克叶酸、20 毫克维生素 B6 及 500 微克维生素 B12 的组合。这一种维生素组合降低了他们的同型半胱氨酸水平并增强了他们的认知功能。如果你的同型半胱氨酸水平不高，你只需从食物中获得所需的叶酸和维生素 B6。

维生素 D。维生素 D 最广为人知的功能是帮助人体从所吃的食物中吸收钙质，除此之外维生素 D 也具有抗癌的作用。维生素 D 的天然来源是阳光。每天有 15~20 分钟的阳光直射在脸部和手臂上，即可为人体提供所需的全部维生素 D。但是，如果你大部分时间都处在室内，那么你要服用维生素 D 补充剂。美国政府的建议是 70 岁以下的成年人每天摄入 600 国际单位维生素 D，70 岁以上的人每天摄入 800 国际单位维生素 D。

鉴于维生素 D 具有防癌的作用，一些权威人士建议每天摄入维生素 D 的剂量高达 2 000 国际单位。这种高剂量似乎安全，但是在没有医生指导的情况下不要超过该剂量。

DHA。正如本书在第 4 章中提到的，身体会制造大脑所需要的 DHA。然而，有些人会服用 DHA 补充剂以确保万无一失。如果你也这样想，那么最好选择纯素品牌（而不是以鱼作为原料的品牌），每天摄入量为100~300毫克。[10]

除了食物因素之外

你用健康的蔬菜、水果、豆类和全谷物来滋养大脑，并给大脑提供所需的维生素。你不再吃动物产品、不再在食物中添加油脂，也不再摄入有毒的金属，你的大脑倍感振奋。你现在比大多数人领先一大截。

虽然健康的饮食是我们大脑保护计划的第一步，它带给你巨大的力量，但是不要忘记第二步和第三步。第二步是锻炼你的大脑和身体。这意味着你要通过阅读、拼图和社交互动，或第6章中提到的专门设计的在线程序之一，定期对大脑进行刺激。这些认知活动除了能够加强大脑中的连接之外，还可以从各个方面丰富大脑的连接。

如果医生允许，请务必让你的心脏加速跳动。记得要逐步加量，在刚开始的阶段，每天步行10分钟就可以了，将心率保持在你在第7章中计算出来的安全范围之内。然后，每星期增加5分钟的锻炼时间，直到一次锻炼时间达到40分钟。要关注的是心率，而不是运动强度，在你感觉需要时停下来休息。如果你还没开始锻炼，那么请务必在日历上标出锻炼的时间安排，提醒自己锻炼身体。

第三步是解决身体威胁——失眠、药物的副作用和可能伤害大脑的疾病。

晚上10点，关灯睡觉。醒来时你会精神焕发，你会注意到良好的睡眠对记忆力、情绪和整体健康的诸多好处。如果你的睡眠有问题，请仔细阅读第8章中的指南，让你的睡眠回到正轨。

如果你服用的药物可能会影响记忆力或认知能力，请定期与你的医生谈谈，看看你是否真的需要服用这些药物。特别注意本书第 9 章中列出的药物，还要注意该章中列出的疾病。你的医生会帮你的。

现在你有良好的饮食安排，正在调整你的大脑和身体的节奏，并且特别注意自己的睡眠和疾病。你帮了自己一个大忙，你的大脑和身体会感谢你的。

但是，这还不是全部。在下一章中，本书将讨论大部分人长期坚持健康饮食的最大问题。我们将学习如何避免误入歧途，如何保持正轨。

11 ——————————| 第11章
征服对食物的渴望

　　你是否曾被明知对自己不好的食物所吸引呢？你有没有吃过油腻的汉堡、三重奶酪比萨、糖棒或双层巧克力蛋糕？其实你明明知道这些食物会影响体重或堵塞动脉。

　　当然我们都有过这样的经历。即使我们知道某些食物对身体没有任何好处，甚至清楚地知道对我们有害——我们就像飞蛾扑火。

　　为什么会这样呢？这也许是我们能问的最重要的问题。有时，知道什么可以破坏或保护大脑不足以激励我们采取行动，我们需要更多的激励来保持健康的饮食。

　　事实上，一场战争正在你的大脑中进行，而你大脑的一小部分正在获胜。它的武器是多巴胺。它会扼杀你保持健康的决心，最终可能会害死你。让我们再回到曾在英国发生的事情，在那里我们会发现问题。

　　就在披头士乐队的人气达到顶峰之际，毒品文化也正在扩张。在旧金山、纽约、伦敦以及其他任何地方，大麻、迷幻药、可卡因和海洛因第一次被如此广泛地使用，而社会在试图解决这些问题。

　　音乐家似乎特别容易受到毒品和酗酒的致命影响。吉米·亨德里克斯（Jimi Hendrix）、詹尼斯·乔普林（Janis Joplin）、吉姆·莫里森（Jim Morrison）和滚石乐队（Rolling Stones）的吉他手布莱恩·琼斯（Brian Jones）都是"27俱乐部"（27 Club）的成员，该俱乐部以他们去世时的年龄命名。"我们早餐抽大麻。"约翰·列侬在1980年的一次采访中说，[1]"我们很喜欢大麻，没有人能和我们交流，因为我们目光呆滞，一直咯咯地笑，活在我们自己的世界里。"随之而来的还有可卡因、迷幻药和酒精。

如今，经纪人工作中的一个关键部分就是抵制吸毒、酗酒及任何其他威胁，或者至少能尽量控制。毕竟，如果乐队不演出或无法完成演出，那么乐队的音乐生涯就结束了。

披头士乐队的经纪人爱泼斯坦是一位思维敏捷、组织严密、颇有远见的策划者。他似乎总能看清前进的最佳道路，然而他也没能阻止披头士乐队吸毒。他没做到，因为他自己也被卷入了毒品的深渊。

也许这是无法避免的结果。当时音乐行当里充斥着毒品。此外，爱泼斯坦将自己推向了极端的极限。大多数人都会对成为历史上最成功的乐队的经纪人而感到心满意足。然而，爱泼斯坦在给披头士乐队当经纪人的同时还接管了另一支利物浦的乐队格里和领跑者乐队（Gerry and the Pacemakers），带领他们凭借一首《Ferry Cross the Mersey》和其他金曲成了当红乐队。他还管理比利·J.克雷默和"达科他"乐队（Billy J. Kramer and the Dakotas）以及希拉·布莱克（Cilla Black），并与 Cream 乐队、谁人乐队（the Who）及比吉斯乐队（the Bee Gees）的经纪公司合并。此外，他创办了一家剧院，还接手了数不清的其他项目。对于一个通过在父母的家具店唱片部门工作而进入音乐行业的年轻人来说，成功来得太快，令人目眩神迷。毒品成了爱泼斯坦面对海量工作的应对机制。爱泼斯坦吸食安非他明、大麻和巴比妥类药物，尝试过海洛因，有时还过量饮酒。[2]

1967 年 8 月 27 日，布赖恩·爱泼斯坦没有接电话。敲他公寓的门也没有任何回应。他的住家助理打开他卧室的门，发现爱泼斯坦躺在床上，已经没有了脉搏。验尸官采集了爱泼斯坦的血样，验出了卡比妥，这是一种巴比妥酸盐。

这并非是自杀。服用巴比妥类药物是爱泼斯坦用来关闭大脑，然后进入睡眠的方法。随着时间的推移，他需要越来越高的剂量来屏蔽一天中的事务带来的干扰。

1967 年，爱泼斯坦没有给我们留下一个冷静的经纪人的形象，他本该掌控着吵闹的摇滚乐队，让他们保持正轨，向更高的目标前进。然而，爱泼斯坦被拖入毒品的旋涡，最终被毒品毁掉了一生。

多巴胺的由来

既然毒品如此致命——它让你触犯法律、破坏你的人际关系、毁掉你的职业生涯，甚至可能会害死你，那么人们为什么要服用毒品呢？其原因是多巴胺。

在大脑深处，即所谓的奖赏中心里，多巴胺在脑细胞内的小圆泡中静静等待着。多巴胺是一种神经递质。也就是说，它是一种将信息从一个脑细胞传递到另一个脑细胞的天然化学物质。它实际上是在等着你找到吃的东西——一些非常可口的美味。当你这样做的时候，多巴胺就会从一个脑细胞中被释放出来，穿过缝隙，把消息传递给相邻的细胞。其他脑细胞也会一个接一个地跟着释放出多巴胺，所有多巴胺仿佛在你的大脑中开了一个小宴会，带给你一种超级棒的感觉。

大脑的这一机制可不是为了有趣而生。你的大脑使用多巴胺来确保你记住这个快乐事件的景象、声音和气味，这样你明天就会回来做同样的事情。毕竟是食物让你活着。多巴胺会重新设置你生活中各项事情的优先级，以确保你的日程安排中可能发生的任何其他事情——与邻近的部落作战、在园子里耕作、飞向月球或其他什么事情都会排在能让多巴胺释放的事情之后。多巴胺决定了你的待办事项清单上各项事务的先后顺序。

如果这听起来很奇怪，那么要记得在人类存在于地球上的大部分时间中，食物不是从商店里买来的，而是必须出去寻找的。人类必须能够区分哪些是有营养的，哪些是有毒的。因此，早在人类这个物种出现之前，奖赏中心就已经成了哺乳动物大脑的一部分。我们的生物表亲也使用这一套奖赏机制。在坦桑尼亚坦噶尼喀湖岸边的贡贝，简·古多尔（Jane Goodall）观察到黑猩猩正在挖掘多汁的马钱子果实。当果汁从黑猩猩们的下巴滴落时，你几乎可以想象得出多巴胺在它们大脑中迸发。

你的奖赏中心也热衷于性。性不能让你活着，但是性对于保持物种的延续意义重大，所以在进化塑造人类大脑时，它得到了有利的优先顺位。

因此，你的奖赏中心正在寻找食物，以及一个有接纳能力的伴侣；当它找到目标时，多巴胺就会被释放出来。但是，这个原始的奖赏系统可能会被毒品劫持。吸大麻或可卡因、注射一剂海洛因，几乎所有药物滥用都会触发多巴胺的释放。一杯酒、一支烟、一杯咖啡也是如此。无论这些东西在你的大脑中起什么作用——让你平静下来或振作起来，制造幻觉、让你无法驾驶汽车或者其他事情——它们都会触发多巴胺的释放。这就是人们沉迷其中的原因。合法药物和非法药物的市场交易取决于人脑的一个缺陷：大脑的多巴胺开关很容易被操纵。

食物的成瘾性

与食物或性行为相比，毒品在触发多巴胺方面更有效，这就是成瘾者经常对食物、性及其他东西都兴趣索然，唯独对他们选择的毒品感到兴奋的原因。食品制造商发现他们也可以玩这个游戏。人们从苹果、橙子或马钱子果实中获得的多巴胺释放实际上很少。随着时间的推移，食品行业已经学会了如何增强多巴胺的释放，让产品越来越不像食物，而更像能让人上瘾的东西。

证物 1：糖。是的，一个苹果或一个橘子很甜，在炎热的夏天，这些水果吃起来味道很好。但是，就只是这样而已吗？通过从甘蔗和甜菜中提取和提纯汁液，糖业公司可以获得浓缩的纯蔗糖。糖大受欢迎。我们把糖加入食物配料中，烤成饼干、馅饼和蛋糕，送给孩子们以表达我们的"爱"。糖被运送到大脑，刺激阿片类化合物的轻度释放，这是一种与海洛因及其他麻醉剂处于同一化学类别但较弱的天然化合物。你可能已经知道，大脑产生的一些天然内啡肽会引发马拉松运动员所经历的"跑步者兴奋"。此外，糖还能刺激多巴胺的释放。

证物 2：巧克力。在史前的中美洲，阿兹特克人将可可豆变成了一种他们称之为 chocolatl（巧克力）的热饮。这种饮料很苦，阿兹特克人和早期的西班牙探险者都没有看到这种热饮有什么商业潜力。但是，到了 19 世纪中期，巧克力制造商发现，通过提取和浓缩可可脂，然后将其与可可粉、糖、香草和其他调味料混合后，巧克力变得让人无法抗拒。多巴胺受体随着巧克力的摄入而被点亮。

证物 3：奶酪。奶牛产奶只有一个原因：喂养它们的幼崽。但是，大约 1 万年前，一些热衷于冒险的人类决定亲自品尝一下牛奶的味道。在人类的消化道中，牛奶中的酪蛋白分解，释放出温和的阿片类物质，这种物质被称为酪啡肽。酪啡肽并不是人类的脑细胞产生的。其实，这种物质存在于牛奶的蛋白质之中，这是大自然为快速生长的小牛准备的。当你消化它时，阿片类物质会被释放并且被吸收到血液中。反过来，这些阿片类物质会触发多巴胺的释放。

后来，有人发现凝固牛奶并滤出水分可以得到奶酪。现在我们有办法做得更多了。奶酪含有浓缩的酪蛋白，因此可以提供更大剂量的酪啡肽。奶酪或许闻起来有点儿像是臭袜子，并且比牛排中的饱和脂肪、胆固醇和钠含量更高。然而，人们还是成群地涌向奶酪柜台，以获取阿片类物质和多巴胺的释放。

证物 4：肉类。猫和狗这类肉食动物有用来杀死和肢解猎物的长犬齿，而人类没有。至少在 350 万年前，我们祖先的犬齿就已经萎缩到和门牙差不多了。因此，虽然我们可以很方便地用手指摘取水果、树叶、坚果和其他任何东西，但是如果要肢解乳齿象可不是一件容易的事。然后到了石器时代，人类有了大小不等的斧头、箭头和刀时，我们终于可以像肉食动物一样吃肉了。可是，我们的身体还是石器时代以前的样子，会因吃肉而患心脏病和结肠癌。肉，就像是糖、巧克力和奶酪一样，在大脑中会引起阿片效应，进而触发多巴胺的释放。研究人员已经揭示，当人们服用一种能阻止大脑中阿片效应的药物时，他们会对肉类兴趣大减。[3]

让我们回到一开始时思考的问题：我们为什么吃明明知道对自己不好的食物呢？因为那些食物让我们的大脑沐浴在多巴胺中。多巴胺不达目的不罢休。无论糖的甜味，还是煎牛排的嘶嘶声，甚至奶酪的霉味，多巴胺能美化一切触发它的小细节。

看看葡萄酒鉴赏家。在他生命中的某个时刻，酒对他来说并不重要。最初的苦味甚至可能有点令人反感。但是酒精会触发多巴胺，这会美化酒的各个方面。葡萄酒鉴赏家不再谈论酒的味道，葡萄酒现在弥漫着"酒香"。葡萄酒的颜色、味道、余味，以及手指间酒杯杯柄的触感——所有这些都产生了散发光芒的诗意，因为多巴胺把这些感受放大了。

多巴胺让你陷入麻烦。到目前为止，健康、长寿和身材苗条可能一直是你优先考虑的事情，但是巧克力、汉堡和奶酪比萨却排在了前面。你的奖赏中心会告诉你，吃一两根糖棒嘛。奖赏中心再次告诉你，别担心，尽情享受吧。

那么你的布赖恩·爱泼斯坦对此做了什么呢？你大脑里的经纪人本应劝说你放弃那些你以后会后悔的事情，可是他没有，他怎么了？遗憾的是，他也受多巴胺的支配。事实上，你的大脑皮层也对成瘾有利。你会发现自己提出了越来越牵强的合理化理由，用来劝自己没必要那么谨慎。"我可以把这些热量消耗掉。"已经被腐化的大脑告诉你说，"凡事有节制就可以了。""我爷爷尽是吃些不健康的食物，不也活到 90 岁？就吃这么一点儿，能有多糟？"你的待办事项清单上各事项的优先顺序已被重新安排，你的整个大脑都已被动员来接受多巴胺文化。

有些时候，你会特别容易受到多巴胺的诱惑。当你感到压力、愤怒、孤独或疲惫时，当你感到整个世界都对你不好时，你不太可能从健康的食物中寻求慰藉。从来没有人在晚上 9 点赶去店里买菜花吃。这时，我们想吃的是含糖的饼干、巧克力棒、奶酪比萨、油腻的汉堡或其他垃圾食品。我们称之为"安慰食品"，因为这恰恰是阿片和多巴胺产生的作用。

人们因为各种不同的原因而脆弱。他们的基因密谋和自身作对。在一项关于糖尿病的研究中，我发现有些人很容易改变他们的饮食，也有一些人较难改变饮食，我想知道基因是否可以解释这种差异。众所周知，我们都有一个名为 DRD2 的多巴胺受体——多巴胺受体 D2，它参与了构建多巴胺受体。这些受体就像每个细胞外部的小码头，随时准备接收最新运到的多巴胺。这个基因的一个变种会导致你的多巴胺受体减少约 1/3。而且，由于受体较少，你无法像其他人一样从多巴胺中获得相同水平的"良好感觉"。你需要额外的多巴胺才能让自己的感受达到普通水平。所以，你最终可能会被酒精、吸烟、滥用药物甚至冒险行为所吸引，所有这些都会给你带来更多的多巴胺。大约 1/5 的人携带这种遗传特征。

我从每个试验参与者身上采集了血液样本，并将血样送到加州大学洛杉矶分校，医学博士欧内斯特·诺布尔（Ernest Noble）在那里提取了参与者们的 DNA。不久之后，诺布尔博士打电话给我。他发现，我们的糖尿病患者中有近半数人的基因变异导致他们的多巴胺受体太少。[4] 这远高于正常 1/5 具有这种遗传特征的患病率。此外，在我们跟踪后续情况中发现，随着时间的推移，与多巴胺受体数量正常的人相比，那些多巴胺受体数量太少的人对健康饮食的反应并不好——他们的改善不明显，大概是因为他们在对食物的渴望和严于律己方面遇到的问题较多。

我开始怀疑很多人是为了得到多巴胺刺激才暴饮暴食。他们不知道自己的大脑是怎么回事儿。然而，他们比其他人对食物，特别是不健康的食物更有兴趣。他们发现很难放弃对食物的渴望。当暴饮暴食变得更严重时，会导致肥胖、糖尿病和数不清的问题，其中包括更高的脑部疾病风险。

如果你想接受测试，看看自己对食物的渴望是否是由基因特征引起的，那么重要的是要明白无论携带什么样的基因，任何人都可能对食物成瘾。食品制造商在尽其所能诱惑你的味蕾，并通过在商店、加油站、机场和电视上展示食品，让你处于不断的诱惑之中。他们很容易制服你大脑里的经纪人，他们很清楚这一点。

那么体重问题和糖尿病是由多巴胺引起的吗？是的，部分原因是。心脏病、高血压和所有其他与食物有关的疾病，包括阿尔兹海默症和中风也是同理。在所有这些情况下，对多巴胺的渴求让你去吃那些会对你有害并且夺走你的生命的食物。是多巴胺把你推入危险的境地。

不过，我们也不要把事情看得过于简单。在我们的疾病风险中其他的基因也起着重要作用。即便你在饮食方面做得无可挑剔，你仍然可能有健康问题。生活并不公平。但是，健康饮食对预防健康问题大有帮助。不健康的食物吸引我们是有原因的，这一点日渐清晰。其原因在于我们脑细胞深处充满多巴胺的小囊泡。

布赖恩·爱泼斯坦和西格蒙德·弗洛伊德

有没有一种能获取多巴胺的健康方法呢？我们能在远离毒品、酒精或垃圾食品的情况下得到些许"很棒的感觉"吗？好，我还以为大家对此不好奇呢！

实际上有几种可以获取多巴胺的健康方法。第一个方法，你可以运动流汗。运动会释放些微阿片类内啡肽，似乎也会触发多巴胺的释放。如果你早上起来跑步或快走 1 个半小时，运动后自然产生的良好感觉会使你在一天的晚些时候不太可能吃不健康的食物。

第二个方法是亲密互动。如果食物是你首选的"安慰"，那么是时候体验真正的安慰了，这来自各种各样的人际互动——建立友谊、促膝深谈、亲密关系、性行为。

让我们超越多巴胺来思考问题。在 800 英里之外，比披头士乐队早出现 40 年，西格蒙德·弗洛伊德（Sigmund Freud）写过与披头士乐队和布赖恩·爱泼斯坦有关的文章。当然，弗洛伊德在文章中并没有用他们确切的名字。那时候，他们还没有出生。但是，弗洛伊德描述了从深层和原始大脑结构中涌现出来的不守规矩的驱动力。在弗洛伊德的理论中，那些邋里邋遢、热衷于玩乐、不负责任、制造麻烦的欲望是本我。而经纪人——那个较为成熟、更有远见的部分则是自我。

像爱泼斯坦一样，自我的工作不是挫败本我，而是帮助本我获得成功。自我会制定计划，让你按时完成任务，并保持长远的眼光。

但是，正如爱泼斯坦的悲剧表明的一样，自我也有其局限性。弗洛伊德写道，大脑还有第 3 种功能，被称为超我。超我的存在并非是要管理你的各种原始驱动力。超我超越了原始驱动力，而且能帮助你看到自己周围更广阔的远景。当你向往做好事的时候，放下你自己的欲望——这就是超我在起作用。当你因为让某人失望而感到内疚时，那也是超我的作用。这是你在为他人着想。自我（你的经纪人）并不是一个特别高尚的灵魂。事实是，它只想要属于它的那一部分。也就是说，它可以帮助你更有效地谈判并获得所需，你们都会变得更好。超我则完全是另外一回事。它着眼于外界的需求。

这种更广阔的视野可以拯救生命。它能带给你摆脱不健康习惯所需的动力。保罗·麦卡特尼爵士（Sir Paul McCartney）在回忆自己在苏格兰的农场时是这样描述的，当时他和妻子琳达正坐在一起。

那是一个星期天，我们午餐吃烤羊羔肉，当时正是产羊羔的季节，到处都是漂亮的小羊羔。然后，我们看着盘子里的羊肉，又看了看外面，心想："我们正在吃的是一种在外面欢快地跑来跑去的小东西。"这给我们带来了震撼，我们说："等一下，也许我们不想这样做。"这是一个重大的转折点，我们告诉自己从此不再吃肉类。[5]

这种转变不是出于任何欲望或野心。这不是由本我导致的结果，也不是大脑中的经纪人给出的职业转变或健康建议。保罗和琳达开始想到他们周围的世界，然后他们也意识到对食物的选择是如何影响他们的孩子的。

有一天，我们最小的女儿斯特拉（Stella）从学校回家后说他们一直在就吃肉的问题进行辩论，她说道："妈妈，当我们谈到吃肉的事情时，我问心无愧。"

在大部分人类历史之中，人们不需要任何来自超我的饮食指导，根本就不存在垃圾食品。人们无法简简单单地从甘蔗或甜菜中提取出糖，或者把可可豆变成士力架。奶酪这种东西更是压根没在脑海中出现过。吃肉虽然并非不可能的事情，却非常难得；牛排馆和卖鸡肉的餐馆根本就不可能从脑海中冒出来。当这些产品面世后，过了很长时间才变得便宜到现在这样无处不在。

如今，技术已经为人们铺平了道路，垃圾食品很便宜，人们可以随时吃到垃圾食品。垃圾食品无处不在，在每个角落都散发着诱惑，而这正是我们的麻烦所在。

为了帮助你的自我和超我对付邋里邋遢的本我，我有以下两条建议：

制定规则。如果你对任何不健康的食物都毫无抵抗力，无论油腻的奶酪三明治、鸡翅还是含糖的零食，那么将其彻底抛弃要比偶尔破戒吃一次更容易。这与许多人想象的情况相反。"也许我可以偶尔吃一点儿。"我们对自己说，"就吃一点点不会怎么样的。"单单从理论上看，确实不是什么严重的事情。但问题在于，每一口会让你成瘾的食物都会引发一次多巴胺的涌动，从而增强你对这种食物的渴望。咬一口，下一次就更难克制住自己了，每一口都是一次强化。如果彻底把它搁置一旁，经过几个星期的时间，一旦克服了最初的一波渴望，我们就会很少再想到它。

这听起来像是"严厉的爱"，也就是很久以前吸烟的人学到的教训。彻底不再吸烟并不容易，不过比起偶尔吸一支烟来勾引自己再戒烟要容易得多。这种所谓的"适度"来一点儿——包括香烟和垃圾食品，好比是在摩擦生火，而不是让火彻底熄灭。

寻找外在激励因素。 许多人改掉吃肉的习惯，不是为了自己，而是因为不赞同工厂化养殖、动物运输和屠宰，不想参与其中。如今，美国人每小时吃掉 100 多万只动物。即使在我祖父的时代，这一过程也和善良二字相去甚远。而今天，这一过程对所有相关的人来说都更加可悲。

对现代工厂式农场造成的环境破坏的各类报道——从种植饲料作物所使用的杀虫剂和污染水路的鸡、猪和牛的粪便，到 1 亿头左右美国农场里的牛所排放的温室气体，饲养牲畜对地球来说并不是一种享受。这些事实促使越来越多的人改变自己的饮食习惯。

人们决定更好地照顾自己的最常见原因之一，是自己是配偶或孩子的依靠。人们不仅不想生病从而成为家人的负担，而且还想帮助家人解决可能遇到的问题。我们承受不起以自己的健康为代价的风险，因为那样可能意味着抛下家人。我们的健康习惯越好，对家人健康习惯的影响就越强。

无论你重新考虑饮食安排的动机是什么，你都会获得巨大的回报，也就是更好的健康状态。这将有助于你的多巴胺回到正轨。

勇敢尝试吧！

现在你知道了让你的大脑和身体健康长寿和高效运转的生活秘诀。有许多食谱可供品尝，新口味和新餐厅可供尝试，还有许多东西可供探索。

祝你好运，我希望你能与更多的人分享你的发现。

12

第 12 章
菜单和食谱

接下来要介绍的食谱是能给身体和大脑提供所需营养的各种美味。这些食物富含对健康有益的维生素，同时不含许多人摄入的动物产品、反式脂肪和过量的有毒金属。这些食谱易于上手，使用的是常见食材，而且每一个食谱后都有营养分析，方便你确切地知道自己的营养摄入情况。

这些食谱由与我共事多年的两位卓越的厨师研发。

克里斯蒂娜·沃尔特迈耶是自然厨房烹饪学校（Natural Kitchen Cooking School）的创始人和主管，她在纽约市和新泽西州的普林斯顿市从事厨师培训项目、提供私人厨师服务及家庭烹饪课程。她是一位厨艺精湛的厨师，在烹饪健康的美味佳肴方面有着过人的天赋，这对于之前没太在意健康的人特别有吸引力。她还是为 PBS 支持者设立的美国责任医师协会贵宾快速重启项目的特邀厨师。

贾森·韦瑞克是《素食烹饪体验》（*The Vegan Culinary Experience*）杂志的执行厨师和出版人。他曾为许多公司提供餐饮服务，其中包括谷歌和弗兰克·洛伊·莱特设计院（Frank Lloyd Wright Foundation）。此外，他也曾担任斯科茨代尔烹饪学院蓝带西餐西点课程的客座讲师。贾森在食物的味道方面天赋不凡，他将天然原料与恰到好处的香料相结合，他做的食物令人垂涎，而且他让烹饪变得简单快捷，很适合那些没有时间或没有烹饪经验的人。贾森还为我的上一本书《21 天减肥启动》（*The 21Day Weight Loss Kickstart*）提供了食谱。

7 天黄金菜单

第1天

早餐：

蓝莓荞麦煎饼

素食香肠

鲜切哈密瓜

午餐：

番茄片田园沙拉

烤鹰嘴豆素丸子

皮塔饼

晚餐：

简易红小扁豆汤

糙米沙拉

蒸菠菜配柠檬

水果冰棒

第2天

早餐：

华夫饼配枫树糖浆"培根"

午餐：

简易五彩沙拉意大利面配混合蔬菜

晚餐：

菠菜沙拉配碎杏仁

墨西哥玉米卷配土豆、牛皮菜和花斑豆

红薯泥

第3天

早餐：

烤燕麦片配葡萄干

素培根

午餐：

托斯卡纳卷饼

晚餐：

白豆辣椒汤配红米饭

蒸菠菜

香蕉冰激凌

第4天

早餐：

早餐卷

新鲜草莓

午餐：

蔬菜沙拉

英式松饼比萨

晚餐：

南瓜浓汤

独家美味土豆

清蒸花椰菜

巧克力布丁

第 5 天

早餐：

玉米早餐棒

午餐：

简易藜麦塔布利沙拉

褐菇汉堡

晚餐：

彩虹沙拉配草莓酱

烤齐蒂通心粉

糖渍苹果樱桃

第 6 天

早餐：

煎蛋饼

全麦吐司

午餐：

什锦蔬菜配辣烤天贝

硬皮面包

晚餐：

咖喱苹果炖豆子

烤糙米

蒸芦笋

巧克力布丁

第7天

早餐：

冰沙冻糕

切片香蕉

午餐：

南瓜浓汤

鹰嘴豆三明治

晚餐：

西葫芦黑豆米饭酿甜椒

摩洛哥薄荷古斯米

超级覆盆子蛋白质布朗尼

早　餐

蓝莓荞麦煎饼
本食谱可供制作 2~4 份

全谷物煎饼淋上纯枫树糖浆是香甜丰盛的早餐。蓝莓丰富了口味，使这道菜品更加健康可口。

1/2 杯荞麦粉[①]

1/2 杯全麦糕点粉

2 茶匙亚麻籽粉

1 茶匙无铝发酵粉

一撮海盐

1 杯米浆

1 杯新鲜蓝莓

1~2 茶匙红花籽油，用于刷锅防粘

热枫树糖浆，淋在煎饼上食用。

取一个中等大小的碗，加入荞麦粉、全麦糕点粉、亚麻籽粉、发酵粉和盐，简单搅拌混合。加入米浆，慢慢搅拌，直到混合均匀，成为无结块的面糊，然后加入蓝莓，轻轻翻拌均匀。

取一个铸铁煎锅或平底煎锅，中火加热，然后轻轻刷上少许红花籽油。倒入面糊形成一个直径大约 4 英寸的煎饼，加热大约 2~3 分钟直至煎饼边缘变干起小泡。轻轻地给煎饼翻面，加热大约 2~3 分钟，煎至金黄色。在煎饼上淋上温的枫树糖浆，趁热食用。

每个煎饼含：82 卡路里、2 克蛋白质、16 克碳水化合物、3 克糖、1 克总脂肪、13% 的热量来自脂肪、2 克纤维、112 毫克钠。

本食谱由克里斯蒂娜·沃尔特迈耶提供。

① 1 茶匙 = 5 毫升，1 汤匙 =15 毫升，1/2 茶匙 = 2.5 毫升，1/4 茶匙 = 1.25 毫升，1 杯 = 240 毫升。——译者注

华夫饼
本食谱可供制作 4 份

烹饪华夫饼的香味会弥漫全屋。

1 根香蕉

1 杯全麦面粉

1/4 茶匙小苏打

1/2 茶匙海盐

2 份 Ener-G Egg 素蛋粉，加入包装盒使用说明上一半的水量

$1\frac{1}{4}$ 杯杏仁奶或者豆奶

1 茶匙新鲜柠檬汁

不粘烹饪喷雾油

香蕉先冷冻，然后解冻，把香蕉剥皮，捣碎果肉。预热华夫饼烤盘。取一个中等大小的碗，放入面粉、小苏打和盐，混合均匀。

另取一个中等大小的碗，加入适量的水混合 Ener-G Egg 素蛋粉，搅拌均匀，加入香蕉泥、杏仁奶和柠檬汁，再次搅拌均匀。

将湿配料加入干配料中，并将其完全混合均匀。

在华夫饼烤盘中喷上少许不粘烹饪油。倒入适量面糊（根据华夫饼烤盘的大小倒入面糊，确保华夫饼烤盘中覆盖上薄薄的一层面糊）并加热至金黄色，大约 5 分钟。用薄刀片轻轻地将华夫饼从烤盘中取出，然后重复同样的步骤，直到用完所有的面糊。

每个华夫饼含：143 卡路里热量、4 克蛋白质、31 克碳水化合物、2 克糖、0.3 克总脂肪、2% 的热量来自脂肪、4 克纤维、337 毫克钠。

以下是 3 种不同口味的华夫饼的制作方法。在湿配料和干配料混合后，再在面糊中加入浆果或坚果等配料，搅拌均匀。

熏杏仁和苹果口味：1/2 个青苹果切丁，2 汤匙烟熏杏仁切碎，加入面糊中。

枫树糖浆和培根口味：2 条天贝素培根切丁，加入面糊中，然后加入 2 茶匙枫树糖浆。

西南口味：在面糊中加入 2 汤匙烤青辣椒丁或者复水后切丁的安丘辣椒。

本食谱由贾森·韦瑞克提供。

烤燕麦片
本食谱可供制作 4~6 份

这道营养丰富的早餐将立刻开启你美好的一天！

2 杯燕麦片

1 汤匙亚麻籽粉

1 茶匙肉桂粉，也可另备一些佐餐使用

一小撮海盐

$1\frac{1}{2}$ 茶匙无铝发酵粉

$2\frac{1}{4}$ 杯米浆

1 茶匙纯香草精

1/2 杯切碎的杏干或葡萄干

1/2 杯新鲜的蓝莓

米浆，佐餐使用

可选：2 汤匙枫树糖浆。

将烤箱预热至 350 华氏度①，取一个 8×8 英寸的方型烤盘，在烤盘内均匀地涂上薄薄一层油。取一个大碗，放入所有食材，搅拌均匀。将混合好的食材倒入准备好的烤盘中，放入预热好的烤箱中，不需加盖，烘烤 30 分钟。稍微冷却后，切成 8 个方块，趁热食用，可淋上少许米浆，撒上适量肉桂粉。

每份（本食谱用量的 1/4）含：285 卡路里热量、7 克蛋白质、54 克碳水化合物、17 克糖、5 克总脂肪、15% 的热量来自脂肪、7 克纤维、325 毫克钠。

本食谱由克里斯汀·沃尔特梅尔提供。

①摄氏度 =（华氏度 –32）÷1.8，350 华氏度约等于 176.7 摄氏度。——译者注

早餐卷
本食谱可供制作 4 份

想要可以带走吃的健康早餐吗？这款早餐卷方便易做，而且蛋白质含量高。

1 个 14 盎司①的罐头豆腐，沥干水分备用

2 瓣大蒜，切碎

1/2 杯洋葱丁

1 茶匙海盐，或者根据自己的口味适量添加

1/4 茶匙姜黄粉

现磨黑胡椒粉

4 个全麦玉米饼

1/2 杯莎莎酱

将豆腐用重物压住，放在滤网上，静置 10 分钟，沥干水分。把

沥干水分后的豆腐放入碗中压碎。

取一个中等大小的平底锅，放入几汤匙水，中火加热。加入大蒜、洋葱和几撮海盐。加热 5 分钟，直到洋葱变软。加入碎豆腐，撒上姜黄、余下的海盐和黑胡椒调味。盖上锅盖加热 3 分钟，做成豆腐馅料。

将 1/4 豆腐馅料放在玉米饼的中间，加入 1/4 的莎莎酱，用玉米饼紧紧包住馅料，如有必要，可用一张烘焙纸再包一层。重复以上步骤，直到用完全部的玉米饼和馅料。

每份（本食谱用量的 1/4）含：201 卡路里热量，15 克蛋白质，24 克碳水化合物、2 克糖、7 克总脂肪、29% 的热量来自脂肪、5 克纤维、984 毫克钠。

本食谱由克里斯蒂娜·沃尔特迈耶提供。

① 1 盎司 =28.349 523 125 克。——译者注

玉米早餐棒
本食谱可供制作 4~6 份

这款早餐棒适合大批量制作，并且易于储存和携带，平时可在冰箱中储存，出门时从冰箱里拿出来带走即可！

2 杯水

1 杯黄色玉米渣

1 汤匙糖蜜

1/4 杯龙舌兰花蜜

一小撮海盐

1 茶匙肉桂粉

1 杯切碎的核桃

1 杯金葡萄干

1 杯蔓越莓干

不粘烹饪喷雾

取一个中等大小、耐高温的碗，放入玉米渣和 1 杯水，混合均匀。

将剩余的 1 杯水、糖蜜、龙舌兰花蜜和盐放入一个中等大小的平底锅中，搅拌混合，用中火加热至沸腾，继续搅拌，立即将锅从火上移开。将刚刚煮沸的混合物倒入混合好的水和玉米渣中，搅拌至完全混合均匀。加入肉桂粉、核桃、葡萄干和蔓越莓干，搅拌混合。

把不粘烹饪油喷在 8.5×4.5×3 英寸的玻璃或金属盘子上（也可以使用优质的不粘锅）。将搅拌好的混合物倒在盘子里，然后盖好，冷藏至少 2 小时，冷藏 6 小时以上或者过夜更佳。把冻硬的混合物从容器里整个取出来，然后切成条状，或者直接在容器里切成 4 条（不要在金属盘子里直接切），然后装盘食用。

每份（本食谱用量的 1/4）含：318 卡路里热量，4 克蛋白质，66 克碳水化合物，28 克糖，4 克总脂肪，13% 的热量来自脂肪，5 克纤维，6 毫克钠。

本食谱由梅德林·普赖尔（Madelyn Pryor）提供。

平菇煎蛋饼
本食谱可供制作 2 份

这是一道意大利风味的煎蛋饼。这道煎蛋饼通常先在炉灶上烹饪，然后转移到烤箱中继续烘烤加热，也可以直接在烤箱中烘烤，成品有微微酥脆的口感。

12 盎司特硬豆腐

1/2 茶匙姜黄粉

1/2 茶匙海盐

2 个红皮小土豆，切丁

2 瓣大蒜，切碎

1 捆菠菜，切碎

6 根大葱，切片

不粘烹饪喷雾

1 杯切碎的平菇

将烤箱预热至 375 华氏度。

将豆腐放入搅拌机中，加入姜黄和 1/4 茶匙盐，搅拌至顺滑。将土豆放入平底炒锅，中火加热，加入少许水，加热大约 5 分钟直至土豆稍微变软。加入大蒜、菠菜和洋葱，继续加热到菠菜变蔫，大约 3 分钟。

把土豆倒入搅拌好的豆腐中，将混合物分为两份，盛入 4~6 英寸的模具中或者一个 8 英寸的能入烤箱的平底煎锅中。表面盖上箔纸，烤 25 分钟。

趁煎蛋饼在烤箱里时，在平菇中加入剩下的 1/4 茶匙盐，充分搅拌。在平底炒锅中喷上烹饪喷雾（或者用不粘锅代替），用大火加热；加入搅拌好的蘑菇，大火煎黄，直到呈棕色并略微变脆，大约 4~5 分钟。待煎蛋饼可以从烤箱中取出后，将平菇放在煎蛋饼上即可食用。

每份含：173 卡路里热量，12 克蛋白质，22 克碳水化合物，2 克糖，5 克总脂肪，28% 的热量来自脂肪，3 克纤维，167 毫克钠。

本食谱由贾森·韦瑞克提供。

早餐冰沙
本食谱可供制作 2 份（约 3 杯）

---

1 根熟透的香蕉（熟透的香蕉表皮有大量棕色的斑点）
2 杯冷冻水果（如浆果、芒果、草莓、香蕉、橘子和菠萝）
1 杯植物奶（杏仁奶或豆奶）

把所有食材放入搅拌机中，调到最低转速，启动搅拌机，在冷冻水果开始变成泥状时慢慢将转速调高。如果开始时用最高转速，冷冻水果会被刀片带到搅拌机的顶部，你可能需要暂停多次把水果拨回到下部。达到最佳转速后，搅拌大约 2 分钟使冰沙顺滑细腻即可食用。

每份（$1\frac{1}{2}$ 杯）含：190 卡路里热量，2 克蛋白质，46 克碳水化合物，35 克糖，2 克总脂肪，9% 的热量来自脂肪，5 克纤维，79 毫克钠。

本食谱由贾森·韦瑞克提供。

冰沙冻糕
本食谱可供制作 1 份

在冰沙中加入烤燕麦或者格兰诺拉麦片可以成为一道美味。

3/4 杯早餐冰沙
1/4 杯烤燕麦或者格兰诺拉麦片
用新鲜的浆果或者薄荷枝放在顶部点缀

取一个玻璃杯，先将 1/4 杯早餐冰沙倒入玻璃杯底部，然后加入 2 汤匙燕麦，再加 1/4 杯冰沙，接着加入 2 汤匙燕麦，最后把剩余的 1/4 杯冰沙倒入玻璃杯中。在上面放上新鲜的浆果或者薄荷枝即成。

每份（以使用烤燕麦计）含：303 卡路里热量，104 克蛋白质，62 克碳水化合物，36 克糖，2 克总脂肪，7% 的热量来自脂肪，9 克纤维，66 毫克钠。

本食谱由贾森·韦瑞克提供。

汤与炖菜

简易红小扁豆汤
本食谱可供制作 6 份

红小扁豆易熟，这个绝妙的食谱用红小扁豆做成美味、营养丰富的汤，相信你一定会喜欢这道汤。

1/2 杯洋葱丁

1/2 茶匙蒜末

1 茶匙干百里香

1 杯芹菜丁

1 杯胡萝卜丁

2 杯红小扁豆，洗净备用

1 片月桂叶

7 杯低钠蔬菜高汤或者水，根据需要可适量增减

2 茶匙意大利香醋

现磨黑胡椒粉

2 茶匙切碎的新鲜欧芹，用于装饰。

取一个大的深平底锅，加入 2 汤匙水，用中火加热。加入洋葱、大蒜和百里香，搅拌约 5 分钟，直到洋葱变软呈半透明。加入芹菜和胡萝卜，搅拌，再煮 5 分钟。加入红小扁豆、月桂叶和蔬菜高汤，将温度调高到中高火，然后煮沸。把火调小，盖上盖子，慢炖 20 分钟，或者直到蔬菜变软。可根据需要增减高汤的用量，以达到所需的浓稠度。

加入意大利香醋和黑胡椒调味。盖上盖子，炖 5 分钟。用勺子舀入碗中，再用欧芹点缀，即可食用。

注意：为了节省时间，可以用切菜工具切碎所有东西。

每份（本食谱用量的 1/6）含：236 卡路里热量，16 克蛋白质，43 克碳水化合物，6 克糖，0.8 克总脂肪，3% 的热量来自脂肪，11 克纤维，196 毫克钠。

本食谱由克里斯蒂娜·沃尔特迈耶提供。

蘑菇大麦炖菜
本食谱可供制作 2 份

大麦具有坚果的味道，适合用来制作炖菜。因其有减弱其他成分味道的特点，所以这个食谱特意使用了大量香料。

1/2 个黄皮洋葱，切丁

5 个奶油蘑菇，切片

2 瓣大蒜，切碎

2 杯水或低钠蔬菜高汤

1 茶匙新鲜百里香叶

1 茶匙红辣椒粉

1/2 茶匙现磨黑胡椒粉

3/4 杯大麦（带壳或者去壳的皆可）

1/4 茶匙海盐

可选：$1\frac{1}{2}$ 杯菠菜叶或者切碎的羽衣甘蓝

　　取一个中等大小的深平底锅，加入洋葱，中高火加热约 10 分钟，直到洋葱完全变成棕色。加入蘑菇，加热 3 分钟。加入大蒜，继续加热 1 分钟。加入蔬菜高汤、百里香、红辣椒粉和黑胡椒粉。汤煮沸后（很快即可煮沸），加入大麦。保持煮沸，盖上锅盖，把火调小，加热大约 25 分钟。离火，加入盐搅拌均匀。如果要加入蔬菜，那么可在加盐时加入，待大约 3 分钟蔬菜在汤中浸软后即可食用。

　　每份含：308 卡路里热量，9.6 克蛋白质，68 克碳水化合物，3 克糖，1 克总脂肪，3% 的热量来自脂肪，14 克纤维，270 毫克钠。

本食谱由贾森·韦瑞克提供。

南瓜浓汤
本食谱可供制作 4 份

　　没有什么比来一份美味的浓汤更令人心满意足的了。这个食谱可以使用煮熟的胡萝卜、花椰菜、玉米、土豆或任何其他你喜欢的蔬菜。

1 杯洋葱丁

1/2 茶匙蒜末

4 杯低钠蔬菜高汤、植物奶或苹果酒

4 杯煮熟的南瓜或罐装的南瓜泥

1/4 茶匙肉豆蔻粉

海盐和现磨的黑胡椒粉

4枝新鲜的欧芹

取一个中等大小的深平底锅，加入2汤匙水，用中火加热。加入洋葱和大蒜，搅拌均匀，加热5分钟左右，直到洋葱变软呈半透明状。加入蔬菜高汤，然后慢慢加入南瓜泥和肉豆蔻，用打蛋器搅拌混合，然后用可浸入汤汁的电动搅拌棒搅打至顺滑。根据汤的浓稠度，可适量调整液体的用量。加入盐和黑胡椒调味。

把火调小，盖上盖子，炖10分钟。根据口味调整调味料的用量。趁热上桌，分成4份，每份放一枝新鲜的欧芹作为装饰。

每份（本食谱用量的1/4，以使用蔬菜高汤计）含：77卡路里热量，2克蛋白质，19克碳水化合物，13克糖，0.3克总脂肪，3%的热量来自脂肪，3克纤维，291毫克钠。

本食谱由克里斯汀·沃尔特梅尔提供。

土豆韭葱汤
本食谱可供制作4份

这道味道丰富的汤，脂肪含量却出人意料地低，放心地来上热乎乎的一碗吧。

4根韭葱，取白色和浅绿色的部分，从中间劈开，洗净切片

1茶匙干百里香

1½磅①土豆，去皮切丁

4~5杯低钠蔬菜高汤

海盐和现磨的黑胡椒

1汤匙切碎的新鲜欧芹，用于装饰

取一个大的深平底锅，加入 2 汤匙水，用中低温加热。加入韭葱和百里香，搅拌 10 分钟。加入土豆和 4 杯蔬菜高汤，把火力调至中高，加热至轻微沸腾。把火调低，盖上盖子，小火炖 30 分钟。离火，按照自己的喜好，用可浸入汤汁的电动搅拌棒搅打到一半以上或全部汤变成汤泥。如果汤太浓稠，再加一点高汤调节浓稠度。用盐和黑胡椒调味。用欧芹装饰，趁热食用。

每份（本食谱用量的 1/4）含：183 卡路里热量，4 克蛋白质，43 克碳水化合物，7 克糖，0.4 克总脂肪，2% 的热量来自脂肪，5 克纤维，307 毫克钠。

本食谱由克里斯蒂娜·沃尔特迈耶提供。

① 1 磅 =0.453 592 37 千克。——译者注

玉米浓汤
本食谱可供制作 4 份

谁会不喜欢来一碗热气腾腾的汤呢？一碗玉米浓汤下肚，带来暖暖的满足感。

2 杯洋葱丁
4 杯玉米粒
3 杯米浆
3 杯低钠蔬菜高汤
1 杯西葫芦丁
1/2 杯去籽切丁的番茄
适量海盐和现磨黑胡椒粉

取一个深平底锅，加入 2 汤匙水，用中火加热。放入洋葱，搅拌加热 5 分钟。加入玉米粒，搅拌均匀，继续加热 5 分钟。缓缓地加入米浆和蔬菜高汤，把火调到中高，然后煮沸。把火调小，盖上

盖子，小火炖 10 分钟。离火，用可浸入汤汁的电动搅拌棒搅打至顺滑。把锅放回炉灶上，将火调到中高，继续加热。加入西葫芦和番茄，调低至中火，再加热 10 分钟，或者加热到西葫芦变软。最后，根据自己的口味加入适量的盐和黑胡椒调味。

每份（本食谱用量的 1/4）含：263 卡路里热量，7 克蛋白质，58 克碳水化合物，20 克糖，3 克总脂肪，10% 的热量来自脂肪，5 克纤维，933 毫克钠。

本食谱由克里斯蒂娜·沃尔特迈耶提供。

鲜豌豆汤
本食谱可供制作 4 份

豌豆的蛋白质和纤维含量高，脂肪含量低，热量低。豌豆给这道汤带来了鲜甜的口感。

1 杯洋葱丁
2 瓣大蒜，切碎
$2\frac{1}{2}$ 杯低钠蔬菜高汤
$2\frac{1}{2}$ 杯米浆
4 杯新鲜或者冷冻的豌豆
海盐和现磨的黑胡椒
新鲜的欧芹枝可用作装饰和点缀

取一个大的深平底锅，加入 2 汤匙水，用中高火加热。加入洋葱和大蒜，搅拌加热大约 5 分钟。加入蔬菜高汤和米浆，将温度调至中高，然后煮沸。加入豌豆，煮 5 分钟。关火停止加热，用可浸入汤汁的电动搅拌棒搅打至顺滑。撒入盐和黑胡椒调味。放上新鲜的欧芹枝点缀，趁热食用。

每份（本食谱用量的 1/4）含：217 卡路里热量，9 克蛋白质，41 克碳水化合物，19 克糖，2 克总脂肪，8% 的热量来自脂肪，8 克纤维，803 毫克钠。

本食谱由克里斯蒂娜·沃尔特迈耶提供。

白豆辣椒汤
本食谱可供制作 4 份

---

2 瓣大蒜，切碎

1 杯洋葱丁

1 杯切碎的芹菜

1 杯红薯丁

4 杯罐装的低钠白豆，沥干水分，冲洗后备用

2 茶匙辣椒粉

1 茶匙红辣椒粉

1/4 茶匙塔巴斯科酱，或者按照自己的口味添加

3~4 杯低钠蔬菜高汤

现磨黑胡椒粉

　　取一个大的深平底锅，加入 2 汤匙水，用中火加热。加入大蒜和洋葱，搅拌加热 5 分钟，直到洋葱呈半透明。加入芹菜和红薯，搅拌 5 分钟。加入白豆、辣椒粉、红辣椒粉和塔巴斯科酱，然后按照个人喜好的稠度，加入 3~4 杯蔬菜高汤。把温度调到中高，煮沸。盖上盖子，把温度调低，慢炖 30 分钟。最后加入适量的黑胡椒调味即可。

　　每份（本食谱用量的 1/4）含：308 卡路里热量，19 克蛋白质，59 克碳水化合物，7 克糖，1 克总脂肪，3% 的热量来自脂肪，14 克纤维，166 毫克钠。

本食谱由克里斯蒂娜·沃尔特迈耶提供。

土耳其小扁豆羹

本食谱可供制作 3 份

切碎的洋葱和胡萝卜融入这道经典的土耳其汤羹中，赋予其浓郁的味道，而柔软的红小扁豆带来顺滑的口感。

1 个洋葱，切丝或者切成丁
1 根胡萝卜，切丝或者切成丁
2 瓣大蒜，切碎
4 杯水或者低钠蔬菜高汤
3 汤匙低钠番茄酱
2 汤匙烤过的红辣椒丁
1/2 茶匙干的红辣椒碎
1 杯红小扁豆
可选：1 汤匙切碎的新鲜薄荷

取一个大的深平底锅，中火加热。加入洋葱和胡萝卜，加热大约 5 分钟，直到洋葱变成浅棕色。加入大蒜，再加热 1 分钟。加入水、番茄酱、烤过的红辣椒丁和干的红辣椒碎，搅拌至所有食材混合均匀。待沸腾后，加入红小扁豆。加热到沸腾，盖上锅盖，调至小火。加热 25 分钟，然后关火，盛出，用碎薄荷装饰一下即可食用。

每份（以用水作为配料计）含：440 卡路里热量，27 克蛋白质，81 克碳水化合物，10 克糖，1 克总脂肪，3% 的热量来自脂肪，32 克纤维，237 毫克钠。

本食谱由贾森·韦瑞克提供。

墨西哥风味辣酱豆羹

本食谱可供制作 2 份

在这道给人带来满足感的汤羹中，浓汤红豆配上辣酱和大蒜搅打成泥，再配上墨西哥玉米饼更丰富了口感。甚至可以将其当作蘸酱或墨西哥卷饼的馅料！

1/4 杯微辣辣椒粉

2 汤匙全麦糕点粉或墨西哥马萨玉米粉

2 茶匙小茴香粉

2 杯罐装的低钠红豆（含液体）

2 瓣大蒜

2 个墨西哥玉米饼，撕碎

可选：1 个或 2 个墨西哥腌辣椒，1 汤匙切碎的新鲜牛至

取一个中等大小的深平底锅，将辣椒粉、面粉和小茴香粉倒入锅中。用中火加热大约 2 分钟。如果闻到辣椒粉产生浓烈的苦味，那么立即把锅从火上移开。缓缓地向锅中加入一杯水，一边加水一边搅拌，得到半浓的酱汁。把余下的食材加入锅中，加热到沸腾，小火慢炖约 5 分钟。用可浸入汤汁的电动搅拌棒把食材搅打至顺滑，根据需要添加适量的水，最终调出黏稠但不厚重的质地即可。

可选：墨西哥腌辣椒和牛至（或者其中任意一种），可以在加入红豆时一起添加。

每份含：344 卡路里热量，19 克蛋白质，64 克碳水化合物，2 克糖，3 克总脂肪，6% 的热量来自脂肪，22 克纤维，226 毫克钠。

本食谱由贾森·韦瑞克提供。

咖喱苹果炖豆子
本食谱可供制作 2 份

芥末籽给这道菜注入了活力，赋予它辛辣的香气，并提升了苹果的甜味。

1/2 个洋葱，切成丁

1 汤匙磨碎的新鲜生姜

2 茶匙黑芥末籽

1 汤匙黄咖喱粉

$2\frac{1}{2}$ 杯水

3/4 杯红小扁豆

2 个青苹果，去核切丁

3 汤匙切碎的新鲜香菜

1/4 茶匙海盐

可选：1 个烤红甜椒，切丁，作为装饰

取一个中等大小的深平底锅，用中火加热。加入洋葱，加热大约 3 分钟，直到洋葱变软。加入姜和芥末籽，继续加热 2 分钟。一边搅拌一边加入咖喱粉，然后立即加入水，煮沸。加入红小扁豆，搅拌均匀，再次加热到煮沸。盖上锅盖，把温度调低加热 20 分钟左右。关火，立即加入苹果、香菜和盐，搅拌均匀。食用前，可撒上烤红甜椒丁作为装饰。

小提示：为了避免苹果在切开后褐变，可在即将入锅之前再切丁。或者，切丁后放入碗中，碗里加入冷水和少量柠檬汁以避免褐变。

每份含：424 卡路里热量，22 克蛋白质，82 克碳水化合物，21 克糖，3 克总脂肪，7% 的热量来自脂肪，31 克纤维，327 毫克钠。

本食谱由贾森·韦瑞克提供。

姜味酸橙汤配胡萝卜和米粉

本食谱可供制作 3 份

这道佳肴吃完让人感到饱而不撑。可作为一餐轻食，或与其他食物搭配食用也是完美的选择。

4 杯水

2 汤匙低钠酱油

2 汤匙磨碎的新鲜生姜

2~3 杯酸橙汁

1 根柠檬草，切成 1 英寸左右的小段，用刀侧面压几下

2 个胡萝卜，切片

几根葱，切片

3 盎司米粉

可选：1/4 杯淡椰奶，8 盎司特硬豆腐

取一个大的深平底锅，中高火加热，倒入水和酱油，然后小火加热。加入生姜、酸橙汁和柠檬草，小火加热 10 分钟。加入胡萝卜和大葱，继续小火加热 5 分钟。加入米粉，继续小火煮至米粉变软，大约 2 分钟。

可选：可在加入胡萝卜和葱的同时加入淡椰奶和豆腐。

每份含：184 卡路里热量，2 克蛋白质，43 克碳水化合物，5 克糖，0.4 克总脂肪，2% 的热量来自脂肪，5 克纤维，454 毫克钠。

本食谱由贾森·韦瑞克提供。

走进正念书系

| STEP INTO |
| MINDFULNESS |

2023 年重磅上市！

国内罕见的正念入门级书系
简单、易懂、可操作
有效解决职场、护理、成长中的常见压力与情绪难题

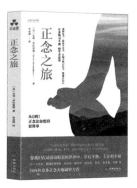

从 0—1，
正念比你想得更简单

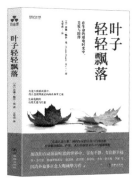

在生命的艰难时光中，
关爱与陪伴

ISBN：978-7-5169-2430-3
定价：55.00 元

ISBN：978-7-5169-2429-7
定价：55.00 元

待出版

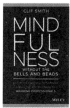

职场正念

享有职场卓越绩效、
非凡领导力和幸福感

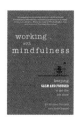

正念工作

唤醒强大的生产力、
创造力和幸福感

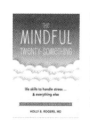

青年人的正念

以好奇、开放的心态
探索正念和冥想

扫码购书

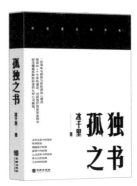
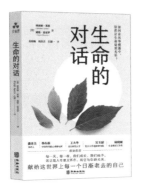
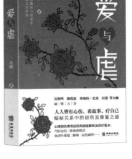

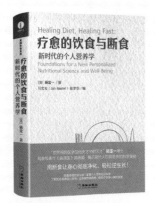
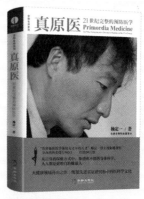
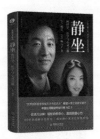
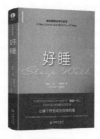
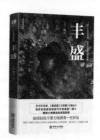

健康饮食书系

吃出健康 | 吃出青春 | 吃出活力 | 吃出快乐

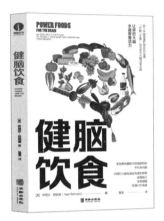

数十年脑健康饮食研究结晶
"护脑三步骤"轻松提升
大脑日常功能

ISBN: 978-7-5169-2427-3
定价: 69.00 元

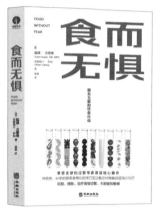

拥有无限的饮食自由
识别、预防、治疗食物过敏、
不耐受和敏感

ISBN: 978-7-5169-2223-1
定价: 79.00 元

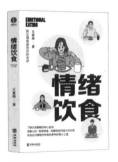

探知饮食背后的心
理奥秘
彻底远离
各种饮食障碍

待出版

复兴饮食
有效减脂、增肌的
科学饮食指南

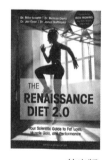

待出版

扫码购书